本草纲目谷豆部妙用

张汉宜　魏献波　主 编

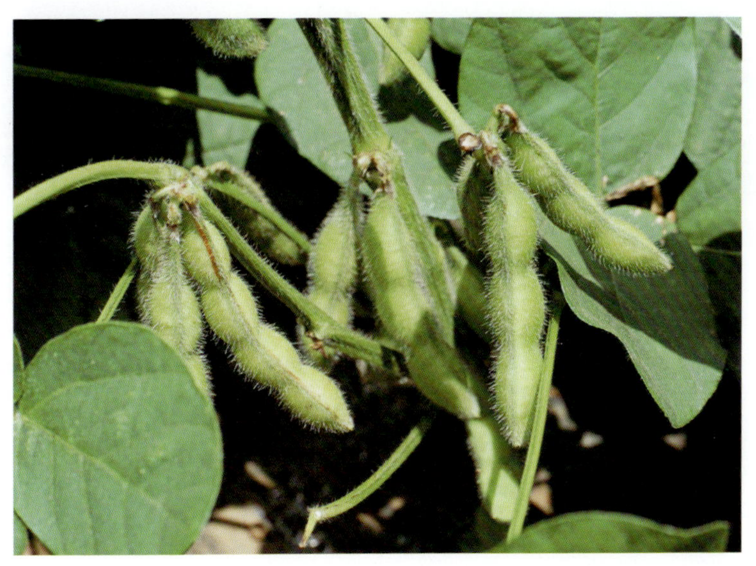

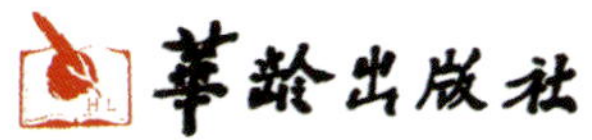

责任编辑：薛 治 齐 霁 唐 莉
特约编辑：赵白宇
装帧设计：崔 杰
责任印制：李未圻

图书在版编目（CIP）数据

本草纲目谷豆部妙用 / 张汉宜，魏献波主编. —北京：华龄出版社，2012.1
ISBN 978-7-80178-909-9

Ⅰ.①本… Ⅱ.①张… ②魏… Ⅲ.①本草纲目－谷物－食物本草－图谱②本草纲目－豆类作物－食物本草－图谱 Ⅳ. ①R281.3-64②R281.5-64

中国版本图书馆CIP数据核字(2011)第254034号

书　　名：本草纲目谷豆部妙用
作　　者：张汉宜 魏献波 主编
图片摄影：谢 宇 周重建
美术设计：天宇工作室（xywenhua@yahoo.cn）
图文制作：崔 杰 李建军
出版发行：华龄出版社
印　　刷：北京画中画印刷有限公司
版　　次：2012年1月第1版 2012年1月第1次印刷
开　　本：880×1230毫米 1/32 印 张：6
字　　数：280千字
定　　价：38.00元

地址：北京西城区鼓楼西大街41号 **邮编**：100009
电话：84044445（发行部） **传真**：84039173

编委会名单

前 言

《本草纲目》是我国明代伟大的医学家李时珍（1518～1593）穷毕生精力，广收博采，实地考察，对以往历代本草学进行全面的整理和总结，历时27载编撰而成的。全书共五十二卷，约二百万字，收录药物1 892种（新增374种），附图1 100多幅，附方11 000多种，是集我国16世纪以前的药物学成就之大成，在训古、语言文字、历史、地理、植物、动物、矿物、冶金等方面也有突出的成就。

《本草纲目》从出书第一版至今，已有四百多年的历史，先后出版过数十种版本，并被美国、前苏联、日本、德国、法国等翻译成英、俄、日、德、法语等出版。李时珍的伟大学术成就还受到世界人民的好评，他还被评为世界上对人类最有贡献的科学家之一，《本草纲目》被誉为“东方药学巨典”，是我国医药宝库中一份珍贵遗产，直至今天还有很多实用价值。

近年来，由于“绿色食品”、“天然药物”的兴起，中医中药备受青睐。随着社会的不断进步和科学技术的飞跃发展，人类的自我保健意识不断增强，回归自然的愿望也越来越强烈，人们更加赏识和注重中医中药预防疾病和养生保健的功效。有鉴于此，为了让更多的读者朋友能够轻松应用经典，能够给广大的医药爱好者及广大家庭提供一部系统的中草药应用读本，更好地继承和发扬我国中草药学的宝贵遗产，使它能够在更大范围内传播和传承，并且能够更好地为广大人民的生活与健康服务，经过精心的策划和调研，我们特聘请相关专业人员编辑了《本草纲目谷豆部妙用》，本书收录了精选自《本草纲目》原著中的谷豆类药食同源品种数十种，精编和整合了原著中的精华部分与以《中华人民共和国药典》（2010年版一部）为主的现代中医药知识精华，力求内容更准确，层次更清晰，阅读更方便，操作更简单。我们衷心希望本书能够更好地为现代人们的生活和健康服务。

本书是学习和研究《本草纲目》的理想参考书，对继续发掘和发扬《本草纲目》的价值都会起到不可小视的作用，对于中医临床应用及各种研究都会起到积极的作用。

另外，由于《本草纲目》出版已久，历时较长，书中需要考证的地方也较多，加上编者知识水平所限，书中的错漏之处，还请读者批评指正！同时，我们也希望本书的出版能够起到抛砖引玉的作用，希望有更多的有识之士加入我们的行列，为我国中医药文化的传承和传播出谋划策。读者交流邮箱：xywenhua@yahoo.cn。

编　者

2011年12月

目录

胡麻

（《别录上品》）

【释名】 巨胜（《本经》），方茎（《吴普》），狗虱（《别录》），油麻（《食疗》），脂麻（《衍义》）。

胡麻

【气味】 甘，平，无毒。

【主治】 伤中虚羸，补五内，益气力，长肌肉，填髓脑。久服，轻身不老（《本经》）。坚筋骨，明耳目，耐饥渴，延年。疗金疮止痛，及伤寒温疟大吐后，虚热羸困（《别录》）。补中益气，润养五脏，补肺气，止心惊，利大小肠，耐寒暑，逐风湿气、游风、头风，治劳气，产后羸困，催生落胞。细研涂发令长。白蜜蒸饵，治百病（《日华》）。

白油麻（《嘉祐》）

【气味】 甘，大寒，无毒。

【主治】 治虚劳，滑肠胃，行风气，通血脉，去头上浮风，润肌肉。食后生啖一合，终身勿辍。又与乳母服之，孩子永不生病。客热，可作饮汁服之。生嚼，敷小儿头上诸疮，良（孟诜）。

【附方】

白发返黑： 乌麻九蒸九晒，研末，枣膏丸，服之。（《千金方》）

腰脚疼痛：新胡麻一升，熬香杵末。日服一小升，服至一斗永瘥。温酒、蜜汤、姜汁皆可下。（《千金方》）

手脚酸痛（微肿）：用脂麻熬研五升，酒一升，浸一宿。随意饮。（《外台秘要》）

入水肢肿（作痛）：生胡麻捣涂之。（《千金方》）

呕不止：白油麻一大合，清油半斤，煎取三合，去麻温服。（《近效方》）

牙齿痛肿：胡麻五升，水一斗，煮汁五升。含漱吐之，不过二剂神良。（《肘后方》）

小儿下痢（赤白）：用油麻一合捣，和蜜汤服之。（《外台秘要》）

头面诸疮：脂麻生嚼愈之。（《普济方》）

小儿瘰疬：脂麻、连翘等分，为末。频频食之。（《简便方》）

阴痒生疮：胡麻嚼烂敷之，良。（《肘后方》）

妇人乳少：脂麻炒研，入盐少许，食之。（唐氏）

汤火伤灼：胡麻生研如泥，涂之。（《外台秘要》）

痈疮不合：乌麻炒黑，捣敷之。（《千金方》）

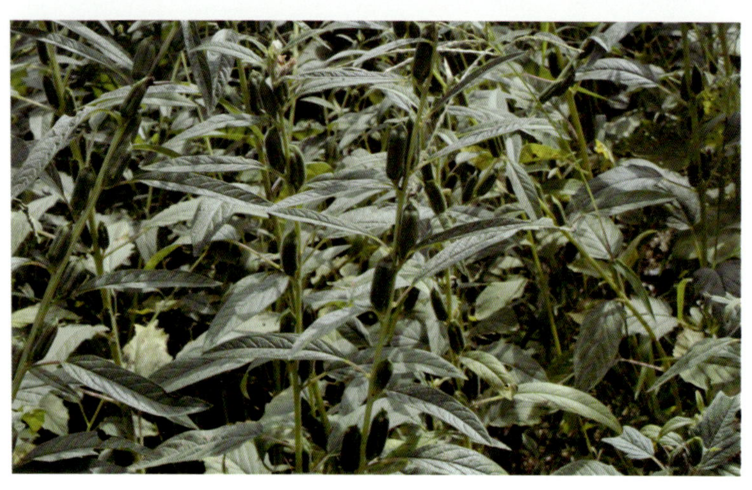

小便尿血：胡麻三升杵末，以东流水二升浸一宿，平旦绞汁，顿热服。（《千金方》）

胡麻油（即香油）

【气味】甘，微寒，无毒。

【主治】利大肠，产妇胞衣不落。生油摩肿，生秃发（《别录》）。去头面游风（孙思邈）。主暗哑，杀五黄，下三焦热毒气，通大小肠，治蛔心痛。敷一切恶疮疥癣，杀一切虫。取一合，和鸡子两颗，芒硝一两，搅服。少时，即泻下热毒，甚良（孟诜）。解热毒，食毒、虫毒，杀诸虫蝼蚁（时珍）。

【附方】

解河豚毒（一时仓卒无药）：急以清麻油多灌，取吐出毒物，即愈。（《卫生易简方》）

伤寒发黄：生乌麻油一盏，水半盏，鸡子白一枚，和搅服尽。（《外台秘要》）

小儿发热：以葱涎入香油内，手指蘸油摩擦小儿五心、头面、项背诸处，最能解毒凉肌。（《直指方》）

预解痘毒：用生麻油一小盏，水一盏，旋旋倾下油内，柳枝搅稠如蜜。每服二三蚬壳，大人二合，卧时服之。三五服，大便快利，疮自不生矣。此扁鹊油剂法也。（《直指方》）用麻油、童便各半盏，如上法服。

小儿初生（大小便不通）：用真香油一两，皮硝少许，同煎滚。冷定，徐徐灌入口中，咽下即通。（《蔺氏经验方》）

卒热心痛：生麻油一合，服之良。（《肘后方》）

鼻衄不止：纸条蘸真麻油入鼻取嚏，即愈。有人一夕衄血盈盆，用此而效。（《普济方》）

胎死腹中：清油和蜜等分，入汤顿服。（《普济方》）

漏胎难产（因血干涩也）：用清油半两，好蜜一两，

同煎数十沸。温服，胎滑即下。他药无益，以此助血为效。（《胎产须知》）

产肠不收：用油五斤，炼熟盆盛。令妇坐盆中，饭久。先用皂角炙，去皮研末。吹少许入鼻作嚏，立上。（《斗门方》）

痈疽发背：以麻油一斤，银器煎二十沸，和醇醋二碗。分五次，一日服尽。（《直指方》）

肿毒初起：麻油煎葱黑色，趁热通手旋涂，自消。（《百一选方》）

喉痹肿痛：生油一合灌之，立愈。（《圣济总录》）

赤秃发落：香油、水等分，以银钗搅和。日日擦之，发生乃止。（《普济方》）

发落不生：生胡麻油涂之。（《普济方》）

令发长黑：生麻油桑叶煎过，去滓。沐发，令长数尺。（《普济方》）

滴耳治聋：生油日滴三五次。候耳中塞出，即愈。（《圣济总录》）

冬月唇裂：香油频频抹之。（《相感志》）

身面白癜：以酒服生胡麻油一合，一日三服，至五斗瘥。忌生冷、猪、鸡、鱼、蒜等百日。（《千金方》）

打扑伤肿：熟麻油和酒饮之，以火烧热地卧之，觉即疼肿俱消。（《赵葵行营杂录》）

青蘘（《本经》上品）

【释名】梦神，巨胜苗也。

【气味】甘，寒，无毒。

【主治】五脏邪气，风寒湿痹，益气，补脑髓，坚筋骨。久服，耳目聪明，不饥不老增寿（《本经》）。作汤沐头，去风润发，滑皮肤，益血色（《日华》）。治崩中血凝注者，生捣一升，热汤绞汁半升服，立愈（甄权）。祛风解毒润肠。又治飞丝入咽喉者，嚼之即愈（《时珍》）。

胡麻花

【主治】生秃发（思邈）。润大肠。人身上生肉丁者，擦之即愈（时珍）。

【附方】

眉毛不生：乌麻花阴干为末，以乌麻油渍之，日涂。（《外台秘要》）

麻秸

【主治】烧灰，入点痣去恶肉方中用（时珍）。

【附方】

小儿盐哮：脂麻秸，瓦内烧存性，出火毒，研末。以淡豆腐蘸食之。（《摘玄方》）

耳出脓：白麻秸刮取一合，花胭脂一枚，为末。绵裹塞耳中。（《圣济总录》）

【别名】芝麻、油麻、乌麻子、乌芝麻、黑芝麻、黑脂麻。

【来源】本品为脂麻科植物脂麻的干燥成熟种子。

【形态特征】一年生草本，高30～60厘米。全株被刚毛，毛着生于小瘤体上，茎直立，刚硬，常分枝。叶对生；无柄；下部的长圆形，上部的条形，长1～5厘米，宽约0.5厘米，全缘。穗状花序顶生，花疏离；苞片叶状；互生或近于对生；近无花梗，有1对条状披针形小苞片；花萼佛焰苞状，一边开裂，长约1.2厘米，全缘；先端具尖头；

花冠筒状，长15～22毫米，通常黄色，稍弯曲，上部扩大，裂片5枚，开展，近相等；雄蕊4，二强，两两成对，花药1室不育，窄。蒴果卵球形，长约7毫米，包于宿存花萼中。种子具螺旋状条纹。花、果期6～11月。

【性味归经】甘、平。归肝、肾、肺经。

【功效主治】能补肝肾，益精血，润肠燥。主治肝肾虚损，精血不足，须发早白，眩晕耳鸣，腰膝酸软，四肢无力，产后血虚，乳汁不足，血虚津亏，肠燥便秘等。

【用法用量】内服：煎汤，50～100克；或研末。外用，捣敷。

【使用禁忌】脾虚便溏者忌用。

【精选验方】①吐血：胡麻嫩茎叶，水煎，兑糖服。②阴部湿痒：胡麻叶、朝阳花、朱砂。共研末，干擦。③生眉毛：七月采芝麻花，阴干，研末，以生香油渍之，2日1涂。④冻疮：白芝麻花，须于三伏时采收，浸于烧酒瓶中，勿令泄气，迨至冬天，冻疮将发时，取以涂擦患处。

【实用药膳】

芝麻白糖糊

原料：芝麻500克，白糖适量。

制法：将芝麻拣净，放入铁锅用文火炒香后晾凉、捣碎后，装入瓦罐内备用。

用法：每次2汤匙，放入碗中，再加白糖适量，用开水冲服。

功效：补阴血，养肝肾，乌须发，长肌肉，填精髓。

适用：平时调补，以抗早衰；肺燥咳嗽、皮肤干燥、肝肾阴虚的头发早白及老人便秘等。

芝麻核桃露

原料：核桃粉、山药粉各1茶匙，芝麻粉1大匙，新鲜核桃仁适量。

制法：核桃粉、芝麻粉、山药粉放入碗内，加温开水搅拌均匀。倒入锅中，炖煮5分钟，加入冰糖煮至融化。搭配核桃仁即可食用。

用法：任意食用。

功效：健脑，强肝，补肾气。

适用：白发和老年健忘。

黑芝麻粥

原料：黑芝麻30克，大米100克，海带50克，姜丝、蒜末、盐、味精、醋、麻油各适量。

制法：海带蒸熟，切丝，加入姜丝、蒜末、盐、味精、麻油、醋拌匀。黑芝麻、大米煮粥，熟后即成。

用法：食用时佐以凉拌海带。

功效：滋养肝肾，润肠通便。

适用：缺铁性贫血。

黑芝麻粳米粥

原料：黑芝麻30克，粳米60克。

制法：加水煮成稀粥食。

用法：加糖调味服用。

功效：补肝肾，健筋骨。

适用：肝肾两虚、筋骨不健、四肢酸软无力等。

亚麻

（宋《图经》）

【释名】鸦麻（《图经》），壁虱胡麻（《纲目》）

子

【气味】甘，微温，无毒。

【主治】大风疮癣（苏颂）。

【别名】鸦麻、胡麻、胡麻饭、胡脂麻、山脂麻、山西胡麻。

【来源】为亚麻科植物亚麻的根、茎、叶。

【形态特征】一年生直立草本，高30～100厘米或更高。全株无毛。茎圆柱形，表面具纵条纹，基部直径约4毫米，稍木质化，上部多分枝。叶互生；无柄或近无柄；叶片披针形或线状披针形，长1～3厘米，宽2～5毫米，先端渐尖，基部渐狭，全缘，叶脉通常三出。花多数，生于枝顶或上部叶腋，每叶腋生一花；花瓣蓝色或白色，分离，广倒卵形。蒴果近球形或稍扁。种子卵形，长4～6毫米，宽约2毫米，一端稍尖而微弯，表面黄褐色而有光泽。花期6～7月，果期7～9月。

【性味归经】辛、甘，平，无毒。归肝、胃、大肠经。

【功效主治】平肝补虚，活血止痛，顺气润肠。主治慢性肝炎，睾丸炎，肝风疼痛，跌打扭伤，刀伤出血。

【用法用量】内服：根，煎汤，25～50克。外用：捣烂或研末调敷。

【使用禁忌】胃弱、大便滑泄及孕妇忌服。

【精选验方】①跌打损伤：亚麻根加香附或细辛，同捣烂外敷。②刀伤出血：鲜亚麻叶捣烂或叶研粉，加少许冰片外敷。③咳嗽气喘：亚麻仁、文旦皮各适量，水煎服。

【实用药膳】

亚麻茶

原料：亚麻根或种子15～30克，冰糖适量。

制法：将亚麻根或种子洗净，放入沙锅内，加水适量，煎取汁液，去渣，调入冰糖汁略煮数沸为茶。

用法：餐前饮用。

功效：补益元气，乌须黑发，平肝润肠，活血。

适用：睾丸炎、疝气、慢性肝炎等。

亚麻子汤

原料：鲜柳枝、亚麻子各30克。

制法：将上两味以水煎取汁。

用法：早、晚服用，每次5毫升。

功效：补阴润肺。

适用：脂溢性脱发。

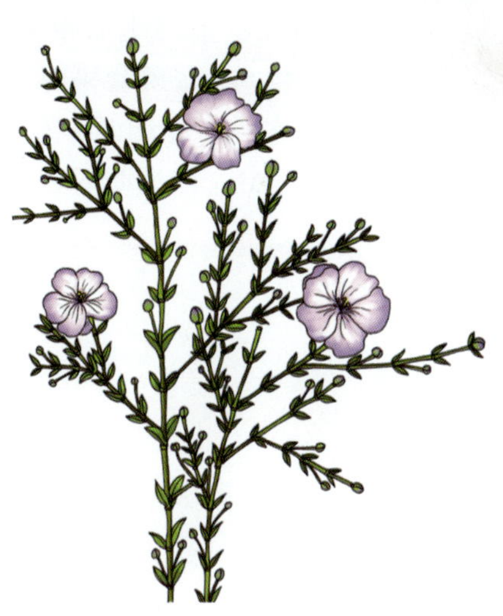

大麻

（《本经上品》）

【释名】火麻（《日用》），黄麻（俗名），汉麻（《尔雅翼》）。

麻勃

【气味】辛，温，无毒。

【主治】一百二十种恶风，黑色遍身苦痒，逐诸风恶血，治女人经候不通（《药性》）。治健忘及金疮内漏（时珍）。

【附方】

瘰疬初起：七月七日麻花，五月五日艾叶，等分，作炷，灸之百壮。（《外台秘要》）

风病麻木：麻花四两，草乌一两，炒存性为末，炼蜜调成膏。每服三分，白汤调下。

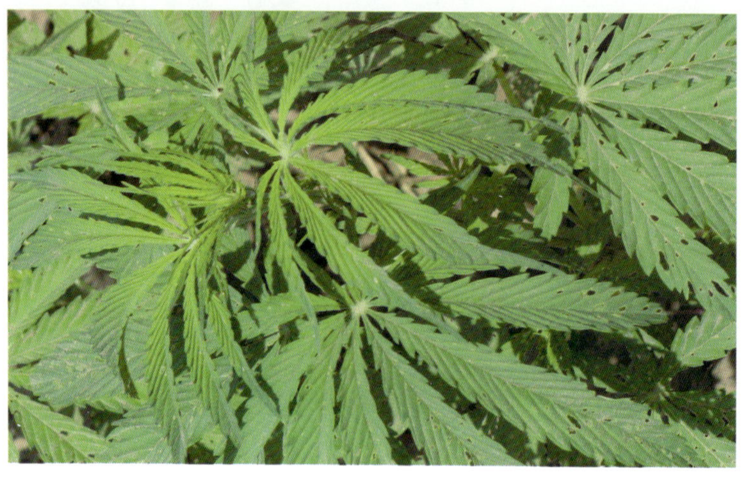

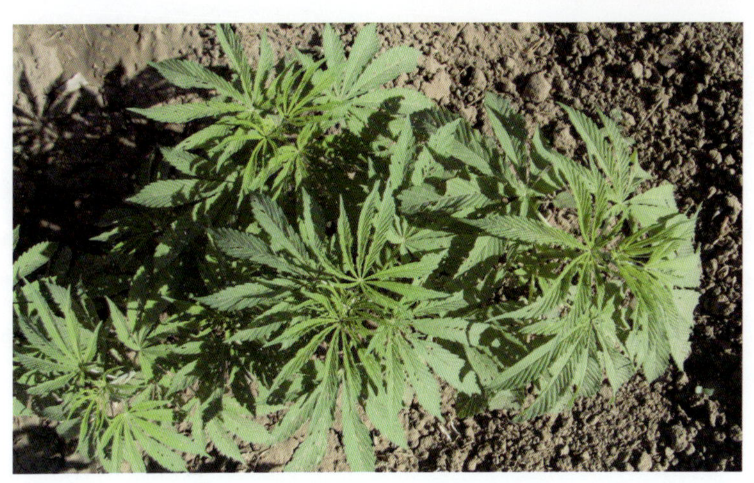

麻蕡

【气味】辛，平，有毒。

【主治】五劳七伤。利五脏，下血，寒气，破积止痹散脓。久服，通神明，轻身（《别录》）。

【附方】

风癫百病：麻子四升，水六升，猛火煮令芽生，去滓煎取二升，空心服之。或发或不发，或多言语，勿怪之。但令人摩手足，顷定。进三剂愈。（《千金方》）

麻仁

【气味】甘，平，无毒。

【主治】补中益气。久服，肥健不老，神仙（《本经》）。补虚劳，遂一切风气，长肌肉，益毛发，通乳汁，止消渴，催生难产（《日华》）。利女人经脉，调大肠下痢。涂诸疮癞，杀虫。取汁煮粥食，止呕逆（时珍）。

【附方】

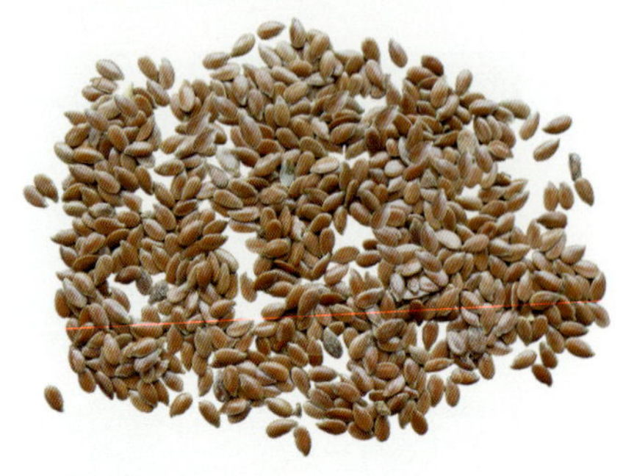

产后瘀血（不尽）：麻子仁五升，酒一升渍一夜，明旦去滓温服一升，不瘥，再服一升，不吐不下。不得与男子通一月，将养如初。（《千金方》）

胎损腹痛：冬麻子一升，杵碎熬香，水二升煮汁，分服。（《食医心镜》）

妊娠心痛（烦闷）：麻子仁一合研，水二盏，煎六分，去滓服。（《圣惠方》）

月经不通（或两三月，或半年、一年者）：用麻子仁二升，桃仁二两，研匀，熟酒一升，浸一夜。日服一升。（《普济方》）

呕逆不止：麻仁杵熬，水研取汁，着少盐，吃立效。李谏议常用，极妙。（《外台秘要》）

消渴饮水：用秋麻子仁一升，水三升，煮三四沸。饮汁，不过五升瘥。（《肘后方》）

饮酒咽烂（口舌生疮）：大麻仁二升，黄芩二两，为末，蜜丸。含之。（《千金方》）

血痢不止：用麻子仁汁煮绿豆。空心食，极效。（《外台秘要》）

小儿痢下：麻子仁三合，炒香研细末。每服一钱，浆水服，立效。（《子母秘录》）

小儿疳疮：嚼麻子敷之，日六七度。（《子母秘录》）

小儿头疮：麻子五升研细，水绞汁，和蜜敷之。（《千金方》）

白秃无发：麻子炒焦研末，猪脂和涂，发生为度。（《普济方》）

油

【主治】熬黑压油，敷头，治发落不生。煎熟，时时啜之，治硫黄毒发身热（《千金方》）。

【附方】

尸咽痛痒：麻子烧脂，服之。（《圣济总录》）

叶

【气味】辛，有毒。

【主治】捣汁服五合，下蛔虫；捣烂敷蝎毒，俱效（苏恭）。浸汤沐发长润，令白发不生。甄权曰，以叶一握，同子五升捣和，浸三日，去滓沐发。

【附方】

疟不止：火麻叶，不问荣枯，锅内文武火慢炒香，起，以纸盖之，令出汗尽，为末。临发前用茶或酒下。移病人原睡处，其状如醉，醒即愈。又方：火麻叶如上法为末一两，加缩砂、丁香、陈皮各半两，酒糊丸梧子大。每酒、茶任下五七丸。能治诸疟，壮元气。（《普济方》）

黄麻

【主治】破血，通小便（时珍）。

【附方】

热淋胀痛：麻皮一两，炙甘草三分，水二盏，煎一盏服，日二，取效。（《圣惠方》）

跌扑折伤（疼痛）：黄麻烧灰、头发灰各一两、乳香五钱，为末。每服三钱，温酒下，立效。（《王仲勉经验方》）

麻根

【主治】捣汁或煮汁服，主瘀血石淋（陶弘景）。治产难衣不出，破血壅胀，带下崩中不止者，以水煮服之，效（苏恭）。治热淋下血不止，取三九枚，洗净，水五升，煮三升，分服，血止神验（《药性》）。根及叶捣汁服，治挝打瘀血，心腹满气短，及折骨痛不可忍者，皆效。无则以麻煮汁代之（《韦宙独行方》）。

【别名】火麻、麻仁、大麻仁、线麻子。

【来源】本品为桑科植物大麻的干燥成熟果实。

【形态特征】一年生直立草本，高1～3米。掌状叶互生或下部对生，全裂，裂片3～11枚，披针形至条状披针形，下面密被灰白色毡毛。花单性，雌雄异株；雄花序为疏散的圆锥花序，黄绿色，花被片5；雌花簇生于叶腋，绿色，每朵花外面有一卵形苞片。瘦果卵圆形，质硬，灰褐色，有细网状纹，为宿存的黄褐色苞片所包裹。花期6～8月，果期8～10月。

【性味归经】甘，平。归脾、胃、大肠经。

【功效主治】麻仁：润肠通便。主治老人、产妇及体弱津血不足的肠燥便秘之证，常与当归、桃仁等同用。全草、根、叶：清热解毒，截疟，活血止痛。主治跌扑肿痛、疟疾久痢、疔疮肿毒、热淋肿痛等。

【用法用量】入汤剂应打碎先煎。内服：煎汤，10～15克；或入丸、散。外用：适量，研末调涂。

【使用禁忌】过量易致中毒。孕妇慎服。

【精选验方】①大便不通：研火麻子，同米煮粥食用。②大渴，日食数斗，小便赤涩者：麻子一升，水三升，煮三、四沸，取汁饮之。③呕逆：麻仁三合，熬，捣，以水研取汁，着少盐吃。④汤火伤：火麻仁、黄柏、黄栀子，共研末，调猪脂涂。⑤跌打损伤：用火麻仁200克煅炭，兑黄酒服。

【实用药膳】

大麻仁粥

原料：大麻仁10克，粳米50克。

制法：首先把捣烂的麻仁，放入碗中。然后加入适量的清水浸泡后，滤取汁液，倒入沙罐，放入粳米煮成粥即可。

用法：每日1剂，于空腹时1次顿食。

功效：益气养血，和中润肠，通便导滞。

适用：产后血虚便秘、习惯性便秘等。

二子地黄酒

原料：枸杞子150克，大麻子50克，生地黄100克，白酒1 000毫升。

制法：先将大麻子洗净，炒熟，待凉；地黄切细，枸杞子捣烂；将3味装入绢袋内，放入盛酒的瓷罐内，罐口用黄泥密封，春天存放7日，秋冬存放14日后，开启即可饮用。

用法：每次15～20毫升，每日2～3次。

功效：滋阴养血，补益肝肾，温通经脉。

适用：肝肾亏虚，阴血不足之腰膝酸软、腿脚无力、面色萎黄、毛发干枯、视物昏花、大便燥结等。

小麦

（《别录中品》）

【释名】来。梵书名麦曰迦师错。

小麦

【气味】甘，微寒，无毒。

【主治】除客热，止烦渴咽燥，利小便，养肝气，止漏血唾血。令女人易孕（《别录》）。养心气，心病宜食之（思邈）。熬末服，杀肠中蛔虫（《药性》）。陈者煎汤饮，止虚汗。烧存性，油调，涂诸疮汤火伤灼（时珍）。

【附方】

消渴心烦：用小麦作饭及粥食。（《食医心镜》）

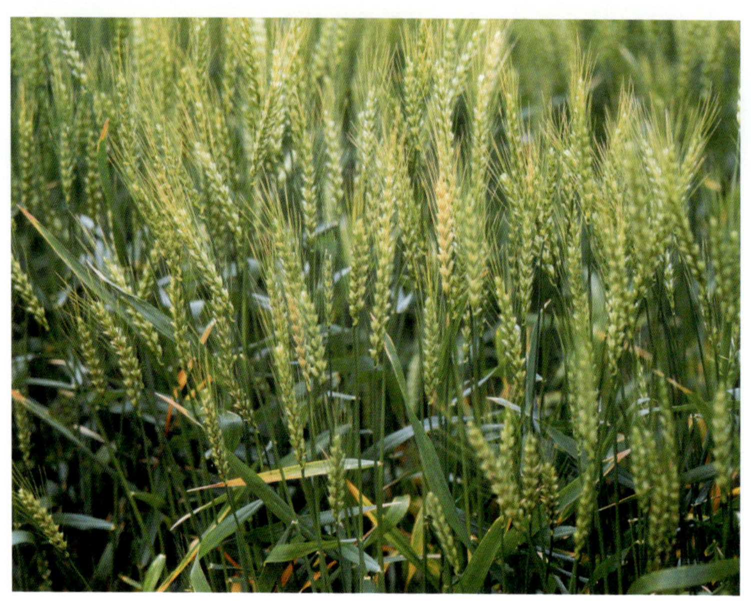

老人五淋、身热腹满：小麦一升，通草二两，水三升，煮一升，饮之即愈。（《奉亲书》）

项下瘿气：用小麦一升，醋一升渍之，晒干为末。以海藻洗，研末三两，和匀。每以酒服方寸匕，日三。（《小品》）

眉炼头疮：用小麦烧存性，为末。油调敷。（《儒门事亲》）

白癜风癣：用小麦摊石上，烧铁物压出油。搽之甚效。（《医学正传》）

汤火伤灼（未成疮者）：用小麦炒黑，研入腻粉，油调涂之。勿犯冷水，必致烂。（《袖珍方》）

浮麦

【气味】甘、咸，寒，无毒。

【主治】益气除热，止自汗盗汗，骨蒸虚热，妇人劳热（时珍）。

麦麸

【主治】时疾热疮，汤火疮烂，扑损伤折瘀血，醋炒贴之《日华》。醋蒸，熨手足风湿痹痛，寒湿脚气，互易至汗出，并良。末服，止虚汗（时珍）。

【附方】

虚汗盗汗：用浮小麦文武火炒，为末。每服二钱半，米饮下，日三服。或煎汤代茶饮。一方：以猪嘴唇煮熟切片，蘸食也良。（《卫生宝鉴》）

产后虚汗：小麦麸、牡蛎等分，为末。以猪肉汁调服二钱，日二服。（《胡氏妇人方》）

灭诸瘢痕：春夏用大麦麸，秋冬用小麦麸，筛粉和酥敷

之。（《圣济总录》）

小儿眉疮：小麦麸炒黑，研末，酒调敷之。

小便尿血：面麸炒香，以猪肥肉蘸食之。（集玄）

面

【气味】甘，温，有微毒。

【主治】补虚。久食，实人肤体，厚肠胃，强气力（藏器）。养气，补不足，助五脏（《日华》）。敷痈肿损伤，散血止痛。生食，利大肠。水调服，止鼻衄吐血（时珍）。

【附方】

夜出盗汗：麦面作弹丸，空心、卧时煮食之。次早服妙香散一帖取效。

内损吐血：飞罗面略炒，以京墨汁或藕节汁，调服二钱。（《医学集成》）

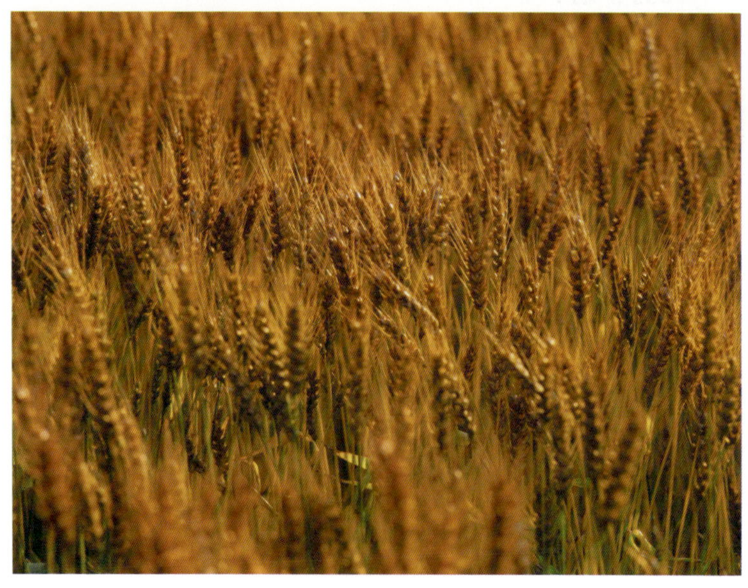

大衄血出（口耳皆出者）：用白面入盐少许，冷水调服三钱。（《普济方》）

呕哕不止：醋和面作弹丸二三十枚，以沸汤煮熟，漉出投浆水中，待温吞三两枚。哕定，即不用再吞。未定，至晚再吞。（《兵部手集》）

寒痢白色：炒面，每以方寸匕入粥中食之。能疗日泻百行，师不救者。（《外台秘要》）

泄痢不固：白面一斤，炒焦黄。每日空心温水服一二匙。（《饮膳正要》）

头皮虚肿：薄如蒸饼，状如裹水。以口嚼面敷之良。（《梅师方》）

咽喉肿痛（卒不下食）：白面和醋，涂喉外肿处。（《普济方》）

妇人吹奶：水调面煮糊欲熟，即投无灰酒一盏，搅匀热饮。令人徐徐按之，药行即瘳。（《圣惠方》）

乳痈不消：白面半斤炒黄，醋煮为糊，涂之即消。（《圣惠方》）

金疮血出（不止）：用生面干敷，五七日即愈。（《蔺氏经验方》）

白秃头疮：白面，豆豉和研，酢和敷之。（《普济方》）

小儿口疮：寒食面五钱，消石七钱，水调半钱，涂足心，男左女右。（《普济方》）

妇人断产：白面一升，酒一升，煮沸去渣，分三服。经水至时前日夜、次日早及天明服之。

一切疔肿：面和腊猪脂封之良。（《梅师方》）

麦粉

【气味】 甘，凉，无毒。

【主治】补中，益气脉和五脏，调经络。又炒一合，汤服，断下痢（孟诜）。醋熬成膏，消一切痈肿、汤火伤（时珍）。

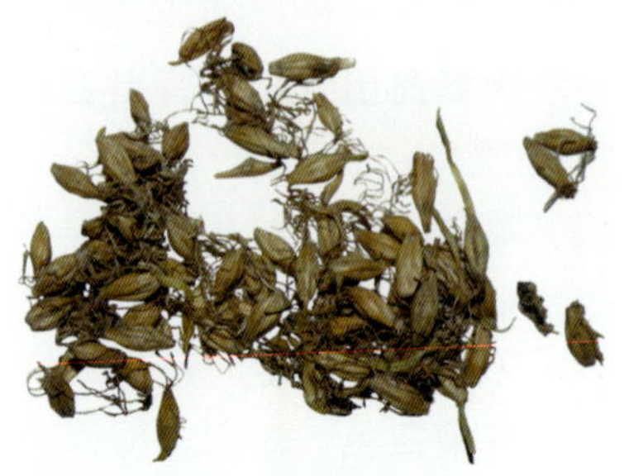

面筋

【气味】甘，凉，无毒。

【主治】解热和中，劳热人宜煮食之（时珍）。宽中益气（宁原）。

麦

【气味】甘，微寒，无毒。

【主治】消渴，止烦（《蜀本》）。

麦苗（《拾遗》）

【气味】辛，寒，无毒。

【主治】消酒毒暴热，酒疸目黄，并捣烂绞汁日饮之。又解蛊毒，煮汁滤服（藏器）。除烦闷，解时疾狂热，退胸膈热，利小肠。作齑食，甚益颜色（日华）。

秆

【主治】烧灰，入去疣痣、蚀恶肉膏中用（时珍）。

【别名】 来、麳。

【来源】 为禾本科植物小麦的种子或其面粉。

【形态特征】 一年生或越年生草本，高60～100厘米。秆直立，通常6～9节。叶鞘光滑，常较节间为短；叶舌膜质，短小；叶片扁平，长披针形，先端渐尖，基部方圆形。穗状花序直立，长3～10厘米；小穗两侧扁平，长约12毫米，在穗轴上平行排列或近于科行，每小穗具3～9花，仅下部的花结实。颖果长圆形或近卵形，长约6毫米，浅褐色。花期4～5月，果期5～6月。

【性味归经】 味甘，性凉。归心、脾、肾经。

【功效主治】 养心益脾，除烦止渴，利小便。主治心神不宁，失眠，妇女脏躁，烦躁不安，精神抑郁，悲伤欲哭。浮小麦：治自汗，盗汗，骨蒸劳热。

【用法用量】 内服：30～60克，水煎服。外用：小麦面适量，调敷烫火伤处。

【使用禁忌】 痞满、肿胀、湿热者不宜。由小麦制成的面粉若油炸温度过高超过两分钟就会产生强致癌物杂环胺。

【精选验方】 ①老人小便淋沥，滞涩不通，烦热不安等：小麦30克，通草10克。加水煎汤服。②思虑过度，心阴受损，脏阴不足所致的脏躁：大麦、甘草各10克，大枣30克。加水煎汤服。③烦热消渴、口干：小麦30～60克。加水煮成稀粥，分2～3次食。

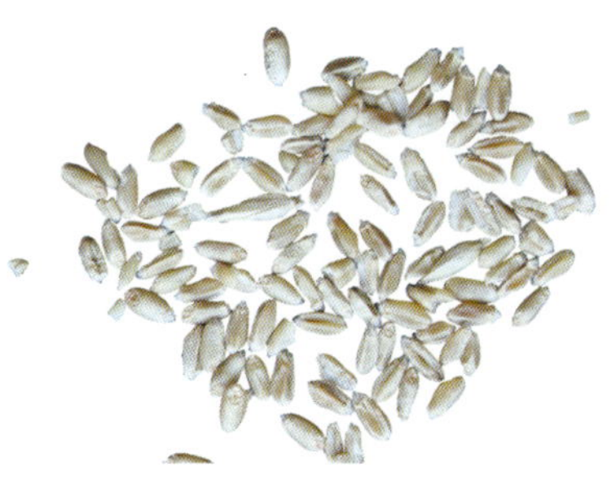

【实用药膳】

小麦红枣桂圆汤

原料：小麦50克，红枣30克，桂圆肉15克。

制法：将小麦去壳，红枣水泡后去核，与桂圆肉一同入锅，加入适量的水，用大火煮沸后转用小火煎煮60分钟左右即可。

用法：喝汤吃红枣和桂圆肉。

功效：益气养血，补虚止汗。

适用：气虚所引起的自汗、盗汗等。

小麦粳米粥

原料：小麦30克，粳米100克，大枣5枚。

制法：将小麦洗净后，用水煮熟，捞去小麦取汁。将淘洗干净的粳米、大枣加入小麦汁同煮为粥。

用法：早、晚分食。

功效：健脾补胃，养心神，止虚汗。

适用：小儿消化不良。

小麦饭

原料：小麦仁150克，红糖少许。

制法：小麦仁淘净放锅内，加适量水焖煮40～50分钟（也可放盆内上笼蒸熟）。红糖置另锅内，加适量水，用文火熬成糖汁，浇在麦仁饭上，拌匀。

用法：午餐温热服食。

功效：养肝止血。

适用：妇女月经过多或崩漏不止症。

肉麸汤圆

原料：小麦麸50克，猪肉100克，水磨糯米粉250克，葱白、盐各适量。

制法：小麦麸炒黄备用。猪肉剁碎，加小麦麸、葱、盐制成馅心备用。糯米粉放入盆中，加开水和面，包馅心作汤圆煮食。

用法：每日1次。

功效：补气固表。

适用：自汗。

小麦狗肉粥

原料：狗肉250克，小麦仁100克。

制法：先将狗肉洗净切成块，放入锅中，加水适量，大火煮沸15分钟后，放入小麦仁，继续煮10分钟后即可。

用法：早、晚餐分食。

功效：温肾助阳，补益脾胃。

适用：胃炎、营养不良性水肿等。

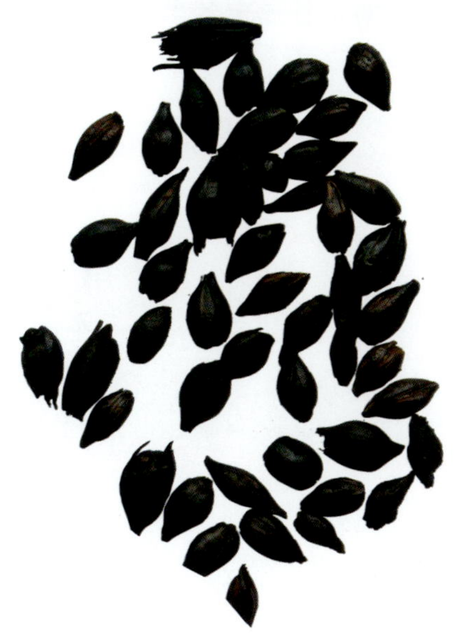

大麦

（《别录中品》）

【释名】牟麦。

【气味】咸，温、微寒，无毒。

【主治】消渴除热，益气调中（《别录》）。补虚劣，壮血脉，益颜色，实五脏，化谷食，止泄，不动风气。久食，令人肥白，滑肌肤。为面，胜于小麦，无躁热（士良）。久食，头发不白。和针砂、没石子等，染发黑色（孟诜）。宽胸下气，凉血，消积进食（时珍）。

【附方】

食饱烦胀（但欲卧者）：大麦面熬微香，每白汤服方寸匕，佳。（《肘后方》）

膜外水气：大麦面、甘遂末各半两，水和作饼，炙熟食，取利。（《圣济总录》）

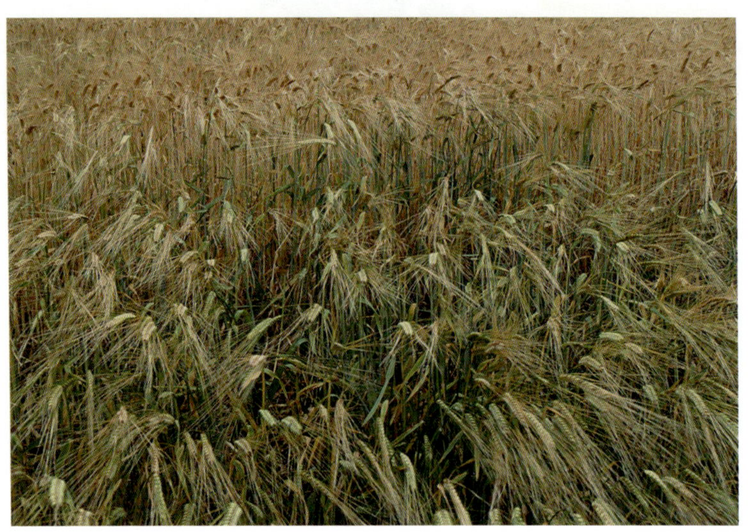

小儿伤乳（腹胀烦闷欲睡）：大麦面生用，水调一钱服。白面微炒亦可。（《保幼大全》）

蠼螋尿疮：大麦嚼敷之，日三上。（《伤寒类要》）

肿毒已破：青大麦去须，炒暴花为末，敷之。成靥，揭去又敷。数次即愈。

麦芒入目：大麦煮汁洗之，即出。（《孙真人方》）

汤火伤灼：大麦炒黑，研末，油调搽之。

被伤肠出：以大麦粥汁洗肠推入，但饮米糜，百日乃可。（《千金方》）

卒患淋痛：大麦三两煎汤，入姜汁、蜂蜜，代茶饮。（《圣惠方》）

【别名】麰、稞麦、麰麦、牟麦、饭麦、赤膊麦。

【来源】为禾本科植物大麦的颖果。

【形态特征】越年生草本。秆粗壮，光滑无毛，直立，高50～100厘米。叶鞘松驰抱茎；两侧有较大的叶耳；叶舌膜质，长1～2毫米；叶片扁平，长9～20厘米，宽6～20毫米。穗状花序长3～8厘米（芒除外），径约1.5厘米小穗稠密，每节着生3枚发育的小穗，小穗通常无柄，长1～1.5厘米（除芒外）；颖线状披针形，微具短柔毛，先端延伸成8～14毫米的芒；外稃背部无毛，有5脉，顶端延伸成芳，芒长8～15厘米，边棱具细刺，内稃与外稃等长。颖果腹面有纵沟或内陷，先端有短柔毛，成熟时与外稃粘着，不易分离，但某些栽培品种容易分离。花期3～4月，果期4～5月。

【性味归经】甘，凉。归脾、胃、膀胱经。

【功效主治】补脾和胃，除烦止渴，利小便。主治小便淋痛，消化不良，饱闷腹胀等。

【用法用量】内服：煎汤，50～100克；或研末。外用：炒研调敷或煎水洗。

【使用禁忌】大麦性凉，故身体虚寒、大便溏薄者少食或不食。大麦苗（大麦芽）会让产妇的乳汁分泌减少，怀孕期间和母乳期妇女忌食。

【精选验方】①妊娠口渴：大麦30～60克。加水煮成稀粥，分2～3次食。②烦闷胀满，但欲卧者：大麦30克。微炒研末。每次6克，温开水送下。③卒然小便淋涩疼痛，小便黄：大麦100克，煎汤取汁，加入生姜汁、蜂蜜各1匙，搅匀。饭前分3次服。

【实用药膳】

大麦羊肉汤

原料：草果5个，羊肉1 500克，大麦仁500克，盐适量。

制法：将大麦仁用开水淘洗净，放入铝锅内，加水适量，先用武火烧沸，再用文火煮熟。将羊肉洗净，与草果一同放入铝锅内，加水适量熬煮，然后将羊肉、草果捞起，将汤与大麦仁粥合并，再用文火炖熬熟透。将羊肉切成小块，放入大麦汤内，加盐少许，调匀，即可食用。

用法：佐餐食用。

功效：温中下气，暖脾胃，破冷气，去腹胀。

适用：脾胃虚寒之腹胀、腹痛等。

大麦饭

原料：大麦米约150克。

制法：淘米做饭。

用法：任意食用。

功效：健脾行气，消肿止泄。

适用：脾胃虚弱、泻化失健，以至面黄肌瘦、气少乏力、大便溏软等。

大麦粉糊

原料：羊肉、大豆粉各500克，草果5个，豌豆100克，大麦粉1 500克，生姜汁、香菜、盐、醋适量。

制法：先取羊肉、草果、豌豆同煮熬汤，去渣取汁。再入大麦粉、豆粉合做成粉团。食时打击煮熟，放姜汁、醋、盐及香菜即成。

用法：任意食用。

功效：补中，益气，健脾。

适用：因脾气虚寒而引起的食后腹胀、大便溏软、四肢浮肿、头面浮肿、喜暖畏冷等。

大麦牛肉粥

原料：大麦仁100克，熟牛肉500克，调料适量。

制法：将牛肉洗净，切成小块。大麦仁去杂，洗净。面粉加冷水调成稀糊。将牛肉和大麦仁放入锅中，煮熟，勾入小麦粉。另一锅内放熟牛肉、盐、醋，盛入大麦面粉粥，放入生姜丝、麻油，烧沸，放入味精、胡椒粉、葱花，搅匀即成。

用法：早餐食用。

功效：益气强筋，和胃消积。

适用：胃黏膜脱垂、慢性胃炎、更年期综合征等。

麦芽回乳汤

原料：大麦芽100克。

制法：将大麦芽清洗干净后放入锅中，加水适量，大火煮沸，改小火煎煮30分钟，去渣取汁即可。

用法：每日早、晚分饮。

功效：回乳消胀。

适用：哺乳妇女回乳时乳房胀痛、乳汁难回等。

麦仁小米粥

原料：大麦仁60克，红枣10枚，大米100克。

制法：将大麦仁洗净后放入锅中，加水煮熟，再放入大米、红枣煮沸，再用小火煮30分钟即可。

用法：每日早、晚食用。

功效：健脾和胃，消胀消躁。

适用：贫血、萎缩性胃炎、十二指肠炎、吸收不良综合征、营养不良性水肿等。

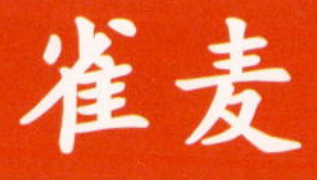 雀麦（《唐本草》）

【释名】燕麦（《唐本》），杜姥草（《外台》），牛星草。

【附方】

胎死腹中、胞衣不下（上抢心）：用雀麦一把，水五升，煮二升，温服。（《子母秘录》）

齿并虫（积年不瘥，从少至老者）：用雀麦（一名杜姥草，俗名牛星草）用苦瓠叶三十枚，洗净。取草剪长二寸，以瓠叶作五包包之，广一寸，厚五分。以三年酢渍之。至日中，以两包火中炮令热，纳口中，熨齿外边，冷更易之。取包置水中解视，即有虫长三分。老者黄色，少者白色。多即二三十枚，少即一二十枚。此方甚妙。（《外台秘要》）

米

【气味】甘，平，无毒。

【主治】充饥滑肠（时珍）。

苗

【气味】甘，平，无毒。

【主治】女人产不出，煮汁饮之（苏恭）。

【别名】䅬、爵麦、燕麦、野麦、野小麦、野大麦、野燕麦。

【来源】为禾本科植物雀麦的全草。

【形态特征】一年或二年生草本。茎秆直立，高30～100厘米。叶鞘紧密贴生于秆，外被柔毛；叶舌先端有不规则的裂齿；叶片两面被毛或背面无毛。圆锥花序开展，下垂，长达30厘米；小穗幼时圆筒状，成熟后压扁，有7～14朵花；颖披针形，边缘膜质；外稃卵圆形，边缘膜质。颖果线状长圆形，压扁，腹面具沟槽，成熟后紧贴于内外稃。花、果期4～6月。

【性味归经】甘，平，无毒。归肺、大肠经。

【功效主治】催产敛汗，去虫杀虫。主治难产，吐血，血崩，白带，便血，自汗，盗汗。

【用法用量】内服：煎汤，15～30克。

【使用禁忌】不可一次进食太多，否则易导致胃胀气。

【精选验方】①汗出不止：燕麦全草30克，水煎服，或加米糠15克。②降低人体血液中的胆固醇：燕麦片适量，每日3克，温开水冲服。

【实用药膳】

水果麦片粥

原料：燕麦片100克，山楂5个，梨、橘子、香蕉各1个，苹果半个，黄瓜1小段，白糖少许。

制法：将苹果、梨、香蕉、橘子全部去皮，山楂洗净去核；黄瓜洗净；将以上各料全部切成丁块。将锅内加入600毫升水，放旺火上烧开，放入燕麦片，中火煮3～5分钟，再将切好的各种果料及白糖倒入粥中，煮片刻即成。

用法：早餐食用。

功效：清热利尿，排湿解毒。

适用：高脂血症。

燕麦绿豆粥

原料：燕麦片100克，绿豆、玉米粉各60克，蜂蜜适量。

制法：将洗净的绿豆入锅，加水煮沸，改文火煮至绿豆软烂。加入用凉开水调和的燕麦片、玉米粉和匀煮沸。再煮至豆粥糊成，稍凉，加入蜂蜜调味即成。

用法：每日1剂，分2次服用，可常用。

功效：调中健脾，清热利水，去脂降压。

适用：脾虚湿盛型高脂血症。

核桃燕麦粥

原料：燕麦30克，大米20克，核桃仁15克，枸杞子少许，冰糖适量。

制法：大米、燕麦淘洗干净备用；核桃仁压碎；枸杞子泡洗干净。锅置火上，倒入适量水烧开，放入大米煮开，转小火熬煮，加核桃（碎）、枸杞子煮20分钟。加入燕麦煮开后加冰糖调味即可。

用法：每日2次，早、晚分食。

功效：润肠止汗。

适用：体虚之人食用。

燕麦百合粥

原料：燕麦150克，百合50克。

制法：先将百合洗净，放入锅中，加水煮沸，待到熟后，放入燕麦，搅均匀，再煮沸即成。

用法：每日早、晚分食。

功效：润肺止咳，固表敛汗。

适用：肺结核、支气管炎、咽喉炎等。

燕麦薏米饼

原料：燕麦250克，麦粉100克，天花粉10克，薏米30克，调料适量。

制法：先将薏米、天花粉烘干，研成粉。与燕麦面、麦粉放入盆中拌成糊状，加入食用油、葱末、麻油、盐、味精，拌均匀。放油的平底锅上火，把面糊用小勺逐次放到平底锅上，摊成饼，至松脆即成。

用法：任意食用。

功效：清热健脾，补虚。

适用：肺结核、高脂血症。

燕麦牛乳粥

原料：燕麦片150克，牛乳250毫升，白糖适量。

制法：把水加入锅中烧沸，倒入燕麦片、牛乳煮沸，用勺不断地搅拌，加入白糖即可。

用法：每日早、晚食用。

功效：补益肺胃，生津润肠。

适用：胃肠神经官能征、单纯性消瘦症、消化性溃疡、慢性胃炎、习惯性便秘等。

荞麦

（宋《嘉祐》）

【释名】莜麦，乌麦（吴瑞），花荞。

【气味】甘，平，寒，无毒。

【主治】实肠胃，益气力，续精神，能炼五脏滓秽（孟诜）。降气宽肠，磨积滞，消热肿风痛，除白浊白带，脾积泄泻。以砂糖水调炒面二钱服，治痢疾。炒焦，热水冲服，治绞肠沙痛（时珍）。

【附方】

咳嗽上气：荞麦粉四两，茶末二钱，生蜜二两，水一碗，顺手搅千下。饮之，良久下气不止，即愈。（《儒门事亲》）

男子白浊：用荞麦炒焦为末，鸡子白和，丸梧子大。每服五十丸，盐汤下，日三服。

噤口痢疾：荞麦面每服二钱，砂糖水调下。（《坦仙方》）

痈疽发背（一切肿毒）：荞麦面、硫黄各二两，为末，井华水和作饼，晒收。每用一饼，磨水敷之。痛则令不痛，不痛则令痛，即愈。（《直指方》）

疮头黑凹：荞麦面煮食之，即发起。（《直指方》）

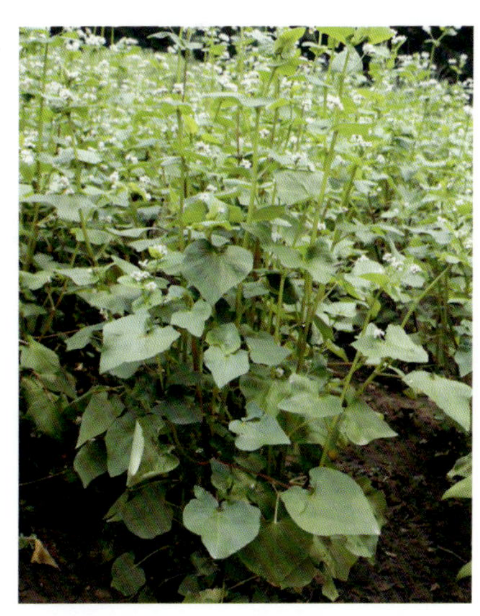

痘疮溃烂：用荞麦粉频频敷之。（《痘疹方》）

汤火伤灼：用荞麦面炒黄研末，水和敷之，如神。（《奇效方》）

积聚败血：用荞麦面三钱，大黄二钱半，为末。卧时酒调服之。（《多能鄙事》）

头风畏冷：以荞麦粉二升，水调作二饼，更互合头上，微汗即愈。（《怪证奇方》）

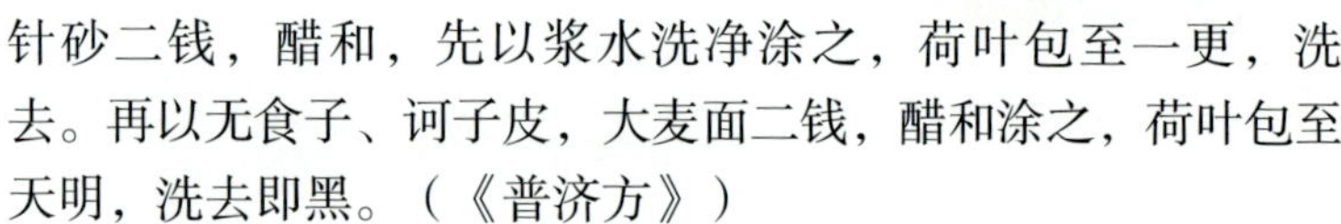

染发令黑：荞麦、针砂二钱，醋和，先以浆水洗净涂之，荷叶包至一更，洗去。再以无食子、诃子皮，大麦面二钱，醋和涂之，荷叶包至天明，洗去即黑。（《普济方》）

绞肠沙痛：荞麦面一撮，炒，水烹服。（《简便方》）

小肠疝气：荞麦仁炒去尖，葫芦巴酒浸晒干，各四两，小茴香炒一两，为末，酒湖丸梧子大。每空心盐酒下五十丸。两月大便出白脓，去根。（《孙天仁集效方》）

叶

【主治】作茹食，下气，利耳目。多食即微泄（《士良》）。生食，动刺风，令人身痒。

秸

【主治】烧灰淋汁取碱熬干，同石灰等分，蜜收。能烂痈疽，蚀恶肉，去靥痣，最良。穰作荐，辟壁虱（时珍）。

【附方】

噎食：荞麦秸烧灰淋汁，入锅内煎取白霜一钱，入蓬砂一钱，研末。每酒服半钱。（《海上方》）

壁虱蜈蚣：荞麦秸作荐，并烧烟熏之。

【别名】花荞、甜荞、荞子、花麦、乌麦、三角麦。

【来源】本品为蓼科植物荞麦的种子。

【形态特征】一年生草本，高40～100厘米。茎直立，多分枝，光滑，淡绿色或红褐色，有时生稀疏的乳头状突起。叶互生，下部叶有长柄，上部叶近无柄；托叶鞘短筒状，顶端斜而平截，早落；叶片三角形或卵状三角形，先端渐尖，基部心形或戟形，全缘，两面无毛仅沿叶脉有毛。花序总状或圆锥状，顶生或腋生；花梗长；花淡红色或白色，密集。瘦果卵形，有三锐棱，长大于宽，顶端渐尖，黄褐色，光滑。花、果期7～10月。

【性味归经】甘、酸，寒。归脾、胃、大肠经。

【功效主治】开胃宽肠消积，清热利湿解毒。主治湿热之邪蕴积而致的各种病证。

【用法用量】内服：9～15克。外用：研末调敷。

【使用禁忌】脾胃虚寒者禁用。不宜多食。

【精选验方】①痢疾：荞麦面6克，砂糖水调服。②痘疹溃烂：荞麦面敷贴患处。

【实用药膳】

荞麦糊

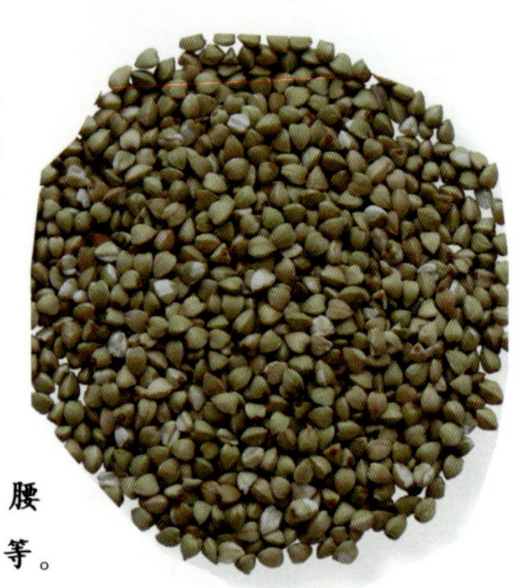

原料：荞麦100克，冰糖适量。

制法：将荞麦炒香熟，捣罗为细末，每服取细粉10克和冰糖屑少许放入小碗内，冲入沸水搅匀为糊，热服。

用法：早、晚各服1次。

功效：健脾燥湿。

适用：寒湿所致之带下清稀，腰膝酸软作痛、食欲不振、周身乏力等。

荞麦韭菜饼

原料：荞麦面400克，韭菜200克，盐、味精、胡椒粉、植物油各适量。

制法：先把荞麦面用清水搅拌成糊状，加入切碎的韭菜末、盐、味精、胡椒粉拌匀。待锅中油热后把荞麦韭菜糊摊平到锅中，并翻动，到两面焦黄香熟即可。

用法：任意食用。

功效：健胃助消，降气宽畅，消热止痛，脾积泄泻。

适用：阳痿、早泄、慢性前列腺炎、习惯性便秘等。

荞麦蛋清

原料：荞麦面、鸡蛋清各适量。

制法：用鸡蛋清和荞麦面成团。

用法：每日几次用力涂擦胸部，有效。

功效：清热下气。

适用：胸满腹胀、咳嗽不安。

荞麦炖瘦肉

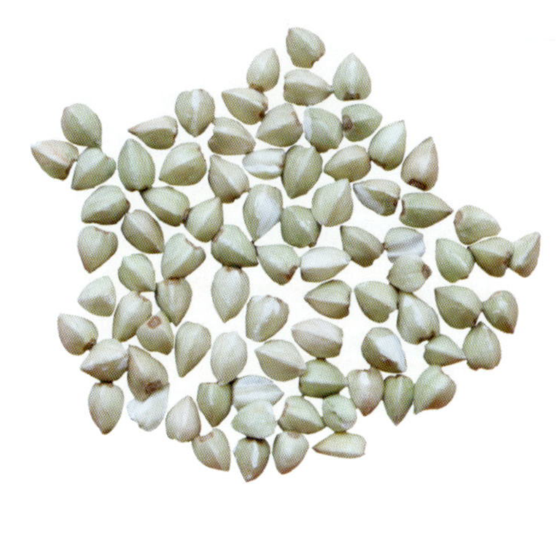

原料：瘦肉200克，冬瓜子、甜桔梗各150克，荞麦120克，生姜2片，调料适量。

制法：先分别将上五味食物清洗干净，放在一起搅拌均匀，放入炖盅内，加沸水适量，盖好，隔沸水慢火炖2小时即可。

用法：佐餐食用。

功效：清热解毒，排脓化痰。

适用：肺炎咳嗽、痰多黄稠、胸胁胀满、身热口渴、舌红等。

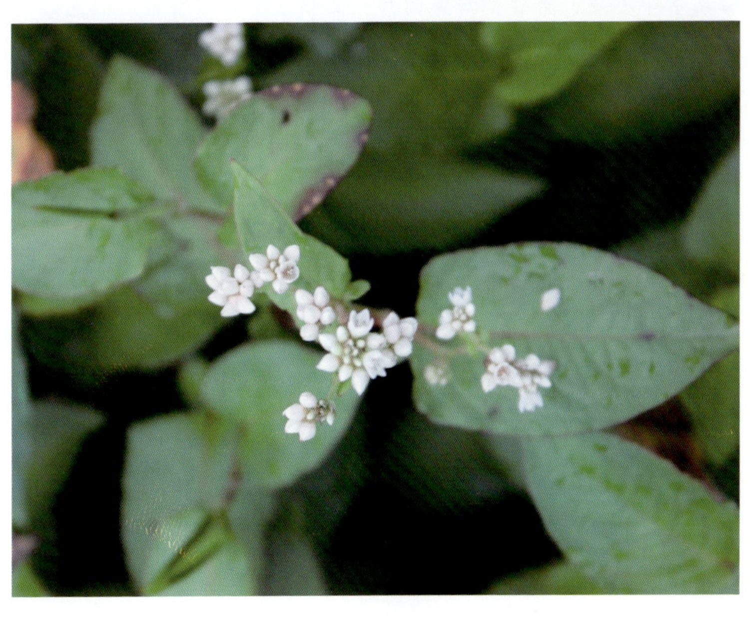

荞麦山药饺

原料：荞麦面、小麦面各250克，山药150克，鸡肉、火腿各50克，香葱、油、味精、白糖、盐各适量。

制法：将荞麦面和小麦面一同和成面块，备用。山药蒸熟，去皮捣成泥，香葱切成小块，用食用油和适量清水将山药和白糖搅拌成馅。鸡肉、火腿、香葱、麻油、盐、味精搅拌成馅，包成饺子，煮熟即成。

用法：任意食用。

功效：温中益气，健脾除湿。

适用：偏头痛、暑热等。

荞麦荠菜饼

原料：荞麦、荠菜各250克，虾米20克，调料适量。

制法：将荞麦面和洗净切碎的荠菜放入盆中，加水适量，放入盐、味精、葱末、姜末、虾米，搅拌均匀，合成面团。把面团分成若干小块，再分别擀成圆饼，油锅上火将圆饼在油锅上烙熟食用。

用法：任意食用。

功效：清热利湿，降脂降压。

适用：高血压、尿路感染等。

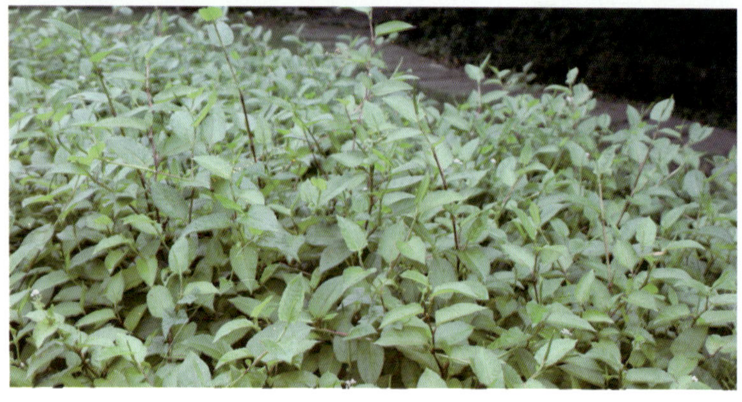

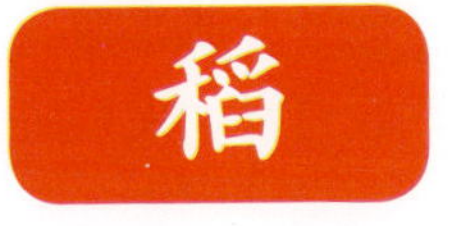

稻 （《别录下品》）

【释名】糯。

稻米

【气味】苦，温，无毒。

【主治】作饭温中，令人多热，大便坚（《别录》）。能行荣卫中血积，解芫青、斑蝥毒（士良）。益气止泄

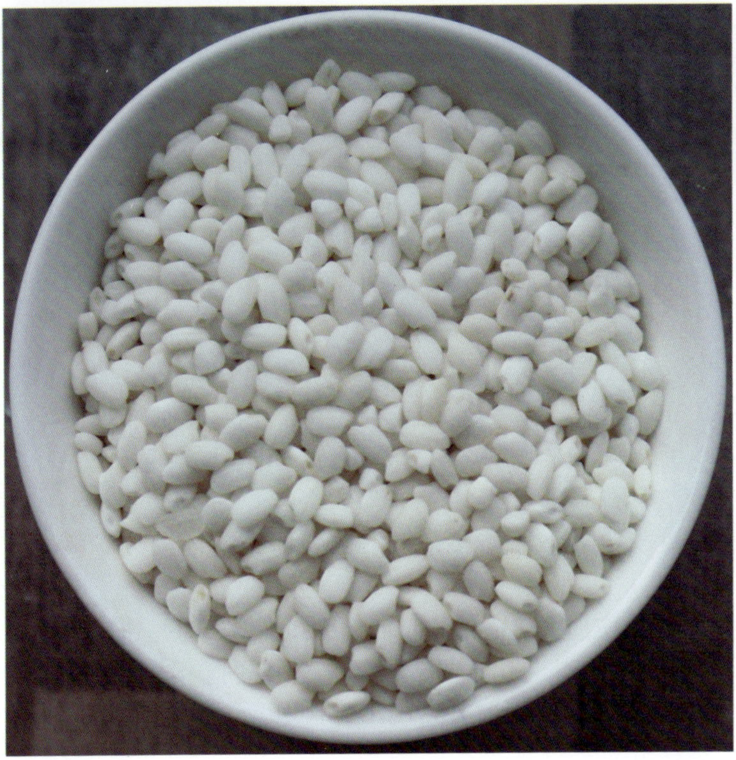

（思邈）。补中益气。止霍乱后吐逆不止，以一合研水服之（大明）。暖脾胃，止虚寒泄痢，缩小便，收自汗，发痘疮（时珍）。

【附方】

霍乱烦渴（不止）：糯米三合，水五升，蜜一合，研汁分服，或煮汁服。（《杨氏产乳》）

三消渴病：用糯谷炒出白花、桑根白皮等分。每用一两，水二碗，煎汁饮之。（《三因方》）

下痢噤口：糯谷一升炒出白花去壳，用姜汁拌湿再炒，为末。每服一匙，汤下，三服即止。（《经验良方》）

久泄食减：糯米一升，水浸一宿沥干，慢炒熟，磨筛，入怀庆山药一两。每日清晨用半盏，入砂糖二匙，胡椒末少许，以极滚汤调食。其味极佳，大有滋补。久服令人精暖有子，秘方也。（《松篁经验方》）

鼻衄不止（服药不应）：用糯米微炒黄，为末。每服二钱，新汲水调下。仍吹少许入鼻中。（《简要济众方》）

劳心吐血：糯米半两，莲子心七枚，为末，酒服。孙仲盈云，曾用多效。或以墨汁作丸服之。（澹寮）

自汗不止：糯米，小麦麸同炒，为末。每服三钱，米饮下。或煮猪肉点食。

女人白淫：糙糯米、花椒等分，炒为末，醋糊丸梧子大。每服三四十丸，食前醋汤下。（《杨起简便方》）

胎动不安：用糯米一合，黄芪、川芎各五钱，水一升，煎八合、分服。（《产宝》）

小儿头疮：糯米饭烧灰，入轻粉，清油调敷。（《普济方》）

打扑伤损（诸疮）：寒食日浸糯米，逐日易水，至小满取出，日干为末，用水调涂之。（《便民图纂》）

喉痹痄腮：用前膏贴项下及肿处，一夜便消。干即换之，当令湿为妙。

虚劳不足：糯米入猪肚内蒸干，捣作丸子，日日服之。

腰痛虚寒：糯米二升，炒熟袋盛，拴靠痛处。内以八角茴香研酒服。（《谈野翁试验方》）

米泔

【气味】甘，凉，无毒。

【主治】益气，止烦渴霍乱，解毒。食鸭肉不消者，顿饮一盏，即消（时珍）。

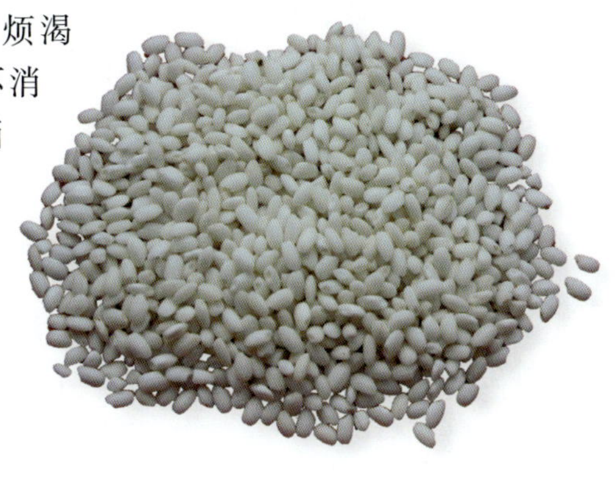

【附方】

烦渴不止：糯米泔任意饮之，即定。研汁也可。（《外台秘要》）

糯稻花

【主治】阴干，入揩牙、乌须方用（时珍）。

稻穰（即稻秆）

【气味】辛、甘，热，无毒。

【主治】黄病如金色，煮汁浸之；仍以谷芒炒黄为末，酒服（藏器）。烧灰浸水饮，止消渴。淋汁，浸肠痔。接穰藉靴鞋，暖足，去寒湿气（时珍）。

【附方】

消渴饮水：取稻穰中心烧灰。每以汤浸一合，澄清饮之。（《危氏得效方》）

喉痹肿痛：稻草烧取墨烟，醋调吹鼻中，或灌入喉中，滚出痰，立愈。（《普济方》）

下血成痔：稻藁烧灰淋汁，热渍三五度，瘥。（《崔氏纂要》）

汤火伤疮：用稻草灰冷水淘七遍，带湿摊上，干即易。若疮湿者，焙干油敷，二三次可愈。（《卫生易简方》）

恶虫入耳：香油合稻秆灰汁，滴入之。（《圣济总录》）

噎食不下：赤稻细梢，烧灰，滚汤一碗，隔绢淋汁三次，取汁，入丁香一枚，白豆蔻半枚，米一盏，煮粥食，神效。（《摘玄妙方》）

小便白浊：糯稻草煎浓汁，露一夜，服之。（《摘玄妙方》）

解砒石毒：稻草烧灰，淋汁，调青黛三钱服。（《医方摘要》）

谷颖

【主治】黄病，为末酒服。又解蛊毒，煎汁饮（《日华》）。

糯糠

【主治】齿黄，烧取白灰，旦旦擦之（时珍）。

【别名】水稻、稻谷、稻穰、稻藁、稻杆、禾杆。

【来源】为禾本科植物稻及糯稻的茎叶和果实。

【形态特征】一年生栽培植物。秆直立，丛生，高约1米左右。叶鞘无毛，下部者长于节间；叶舌膜质而较硬，披针形，基部两侧下延与叶鞘边缘相结合，长5～25毫米，幼时具明显的叶耳；叶片扁平，披针形至条状披针形，长30～60厘米，宽6～15厘米。圆锥花序疏松，成熟时向下弯曲，分枝具角棱，常粗糙；小穗长圆形，两侧压扁，长6～8毫米，含3小花，下方两小花退化仅存极小的外稃而位于1两性小花之下；颖极退化，在小穗柄之顶端呈半月形的痕迹；退化外稃长3～4毫米，两性小花外稃，有5脉，常具细毛，有芒或无芒。颖果平滑。花、果期6～10月。

【性味归经】甘，温。归脾、胃、肺经。

【功效主治】补益脾胃，益肺气。主治脾胃气虚、阳虚所致的食纳减少、便溏泄泻、反胃呕逆、消渴、自汗、小便频多、消化不良等。

【用法用量】煮食，研末，煎汤，也可用于做年糕、包粽子、酿酒或做汤圆等。

【使用禁忌】素有痰热者不宜。糯米黏性大，滞留胃内时间长，从而刺激胃壁细胞及幽门部细胞，使胃酸分泌过多，胃溃疡病人食用，有时候会加重疼痛，甚至诱发穿孔、出血。

【精选验方】①传染性肝炎：糯稻草、蒲公英各60克。水煎服。②小儿饮食伤脾，久泻不止：糯谷草9克，煎服。久泻者加真淮药6克。③小便白浊：糯稻草煎浓汁，露1夜，服用。④稻田皮炎：稻草、明矾各等量。先将稻草切碎加水煮沸30分钟，应用前10分钟再加入明矾，外洗。

【实用药膳】

稻根红枣茶

原料：糯稻根50克，红枣5枚。

制法：上药放入沙锅内，加水500毫升，煎沸20分钟，取汁代茶饮用。

用法：每日1剂，分2次饮服，连用7～14日可起到预防传染性肝炎的效果。

功效：养血护肝。

适用：病毒性肝炎。

糯米酒炖蛋

原料：糯米酒250克，鸡蛋3个。

制法：将糯米酒倒入沙锅内，置火上煮沸，加入打好的鸡蛋，煮熟即可食用。

用法：温热食用。

功效：温脾，健胃，益气，养血。

适用：产妇和身体虚弱者的补益。

糯米百合糖粥

原料：百合60～90克，糯米、红糖适量。

制法：将上几种原料加水煮粥。

用法：每日1次，可连用7～10日。

功效：补中益气，健脾养胃，安神。

适用：胃痛，心下痛、心烦不眠等。

糯米谷炮花汤

原料：糯米谷（连壳）60克。

制法：放铁锅中，文火烤至糯米谷开花，然后加清水适量，放瓦锅内隔水炖服（可加盐少许）。

用法：每日1次，连服3～5日。

功效：补中益气，暖脾胃，益气固表。

适用：脾虚气弱、卫外不固所致的慢性荨麻疹或自汗不止等。

糯米饼

原料：糯米粉、黄酒各适量。

制法：将糯米粉加水和匀，制成薄饼，文火烙熟。

用法：每晚睡前适量嚼食，用黄酒送服。

功效：补中益气，收敛止泻。

适用：前列腺增生、夜尿频数。

糯米红枣粥

原料：糯米100克，大红枣30克，赤砂糖少许。

制法：先将糯米和红枣洗干净，一并放入锅中，再往锅中加入适量清水，用武火煮沸后，再用文火煎熬35分钟，直到大红枣熟烂为止。在粥快煮成时，加入赤砂糖，搅拌均匀后即可。

用法：早晚餐食。

功效：补中益气，收敛止泻，安胎。

适用：脾胃虚寒、胃脘冷痛、呕吐清水、食欲不振、四肢欠暖以及妊娠呕吐、胎动不安等。

糯米阿胶粥

原料：阿胶30克，糯米60克。

制法：阿胶制成碎米。糯米淘净下锅煮粥，待米开花烂熟时，放入阿胶搅匀即成。

用法：早晚食用。

功效：养血止血，滋阴润燥，安胎。

适用：妇女月经不调、妊娠血虚所致的胎动不安。

粳

（《别录中品》）

【释名】秔（与粳同）。

粳米

【气味】甘、苦，平，无毒。

【主治】益气，止烦止渴止泄（《别录》）。温中，和胃气，长肌肉（《蜀本》）。补中，壮筋骨，益肠胃（《日华》）。煮汁，主心痛，止渴，断热毒下痢（孟诜）。通血脉，和五脏，好颜色（时珍出《养生集要》）。常食干粳饭，令人不噎（孙思邈）。

【附方】

霍乱吐泻、烦渴欲绝：用粳米二合研粉，入水二盏研

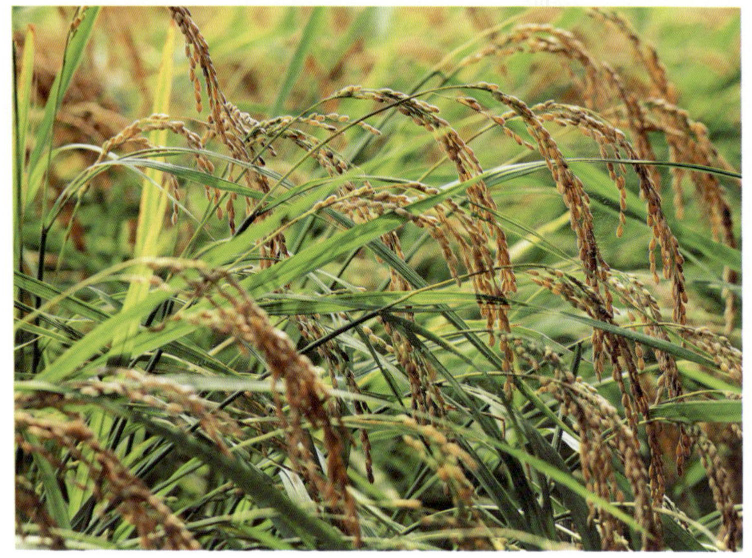

汁，和淡竹沥一合，顿服。（《普济方》）

赤痢热躁：粳米半升，水研取汁，入油瓷瓶中，蜡纸封口，沉井底一夜，平旦服之。

自汗不止：粳米粉绢包，频频扑之。

五种尸病：粳米二升，水六升，煮一沸服，日三。（《肘后方》）

卒心气痛：粳米二升，水六升，煮六七沸服。（《肘后方》）

小儿初生（三日，应开肠胃、助谷神者）：碎米浓作汁饮，如奶酪，频以豆许与儿饮之。二七日可与哺，慎不得与杂药也。（《肘后方》）

初生无皮（色赤，但有红筋，乃受胎未足也）：用早白米粉扑之，肌肤自生。（《圣济方》）

小儿甜疮（生于面耳）：令母频嚼白米，卧时涂之。不过三五次，即愈。

胎动腹痛、急下黄汁：用粳米五升，黄芪六两，水七升，煎二升，分四服。（《圣惠方》）

赤根丁肿：白粉熬黑，和蜜敷之。（《千金方》）

淅二泔

【释名】米渖。

【气味】甘，寒，无毒。

【主治】清热，止烦渴，利小便，凉血（时珍）。

【附方】

吐血不止：陈红米泔水，温服一盅，日三次。（《普济方》）

鼻出衄血：频饮淅二泔，仍以真麻油或萝卜汁滴入之。（《证治要诀》）

鼻上酒：以淅二泔食后冷饮。外以硫黄入大菜头内，煨碾涂之。（《证治要诀》）

服药过剂（闷乱者）：粳米渖饮之。（《外台秘要》）

炒米汤

【主治】益胃除湿。不去火毒，令人作渴（时珍）。

粳谷奴（谷穗煤黑者）

【主治】走马喉痹，烧研，酒服方寸匕，立效（时珍出《千金》）。

禾秆

【主治】解砒毒，烧灰，新汲水淋汁滤清，冷服一碗，毒当下出（时珍出《卫生易简方》）。

【别名】白米、稻米、大米、硬米、粳粟米。

【来源】为禾本科植物稻（粳稻）去壳的种仁。

【形态特征】一年生栽培植物。秆直立，丛生，高约1米左右。叶鞘无毛，下部者长于节间；叶舌膜质而较硬，披针形，基部两侧下延与叶鞘边缘相结合，长5～25毫米，幼时具明显的叶耳；叶片扁平，披针形至条状披针形，长30～60厘米，宽6～15厘米。圆锥花序疏松，成熟时向下弯曲，分枝具角棱，常粗糙；小穗长圆形，两侧压扁，长6～8毫米，含3小花，下方两小花退化仅存极小的外稃而位于1两性小花之下；颖极退化，在小穗柄之顶端呈半月形的痕迹。颖果平滑。花、果期6～10月。

【性味归经】甘，平。归脾、胃经。

【功效主治】补中益气，健脾和胃，除烦渴，止泄泻。主治脾胃气虚、气阴两虚所致的形体消瘦、烦闷消渴、不思饮食、泄泻、下痢等。

【用法用量】内服：煎汤，9～30克；或水研取汁。

【使用禁忌】新熟者动气，常食干饭，令人热中，唇口干；不可和苍耳食品店之，令人卒心痛；不可与马肉同食之，发痼疾。

【精选验方】①霍乱狂闷，烦渴，吐泻无度，气欲绝者：淡竹沥、粳米各一合(炒，以水二盏同研，去滓取汁)，和匀顿服。②赤痢热躁：粳米250克。水研取汁，入油瓷瓶中，蜡纸封口，沉井底一夜，早上服用。③受胎未足，初生无皮，色赤，但有红筋：早白米粉扑搽。

【实用药膳】

藿香粳米粥

原料：藿香梗20克，粳米100克。

制法：将香梗、粳米，加适量水同煮成粥。

用法：早餐食用。

功效：化湿和胃。

适用：慢性胃及十二指肠溃疡出现的纳呆、嗳气、腹胀、周身困重等。

粳米羊肾脂粥

原料：淘净的粳米（沥干）100克，薤白切碎7茎，羊肾脂150克。

制法：先在沙锅内加入4 000毫升的水，然后放入豆豉大火煎煮15分钟，去渣澄清，取汁待用；把铁锅置于火上烧热，然后放入羊肾脂小火煎出油，再入薤白翻炒令熟，后入豉汁，与米一同用小火熬煮成粥即可。

用法：每日1剂，分次于空腹时食之，5日为1个疗程，连服2个疗程。

功效：温中理气，导滞止痢。

适用：脾虚中寒之下痢日久、泻下稀薄、带有白冻、甚则滑脱不禁，或腹部隐痛、食少神疲、四肢不温、腰酸怕冷、舌淡苔薄白、脉沉细而弱等。

首乌粳米粥

原料：制何首乌15克，粳米50克。

制法：首先把何首乌放入沙罐中，然后加入适量的清水，煮至熟烂，再放入粳米煮至粥熟即可。

用法：每日1剂，分2次服食。

功效：补益肝肾，滋阴养血，乌须健骨。

适用：肝肾亏虚、气血不足之神疲倦怠、腰膝酸软、须发早白、头发脱落、面色淡白、月经稀少、闭经、大便秘结等。

双米芸豆粥

原料：小米200克，粳米300克，芸豆200克。

制法：芸豆入锅煮烂，加进小米、粳米同熬成粥。

用法：每日早、晚温热食用。

功效：养肾气，除胃热。

适用：腰膝酸软等。

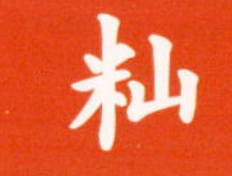

籼（《纲目》）

【释名】占稻（《纲目》），早稻。

籼米

【气味】甘，温，无毒。

【主治】温中益气，养胃和脾，除湿止泄（时珍）。

秆

【主治】反胃，烧灰淋汁温服，令吐。盖胃中有虫，能杀之也（《普济》）。

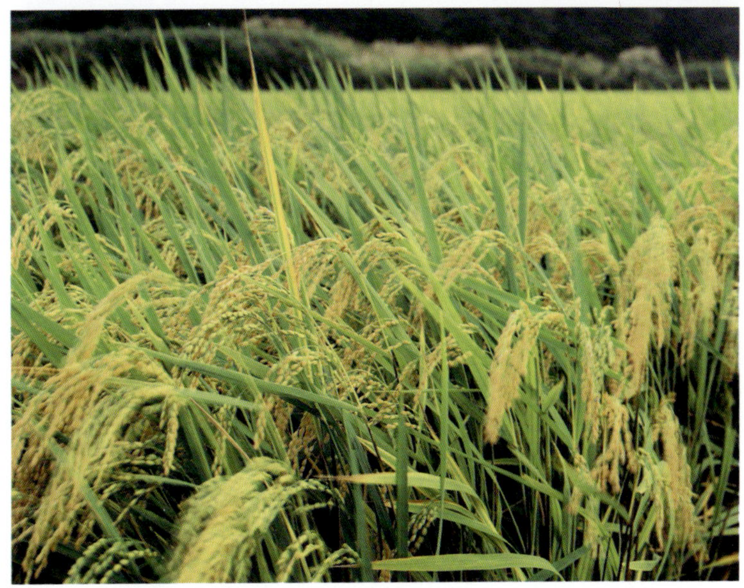

【别名】秥米。

【来源】本品为禾本科植物稻（籼稻）的种仁。

【形态特征】一年生栽培植物。秆直立，丛生，高约1米左右。叶鞘无毛，下部者长于节间；叶舌膜质而较硬，披针形，基部两侧下延与叶鞘边缘相结合，长5～25毫米，幼时具明显的叶耳；叶片扁平，披针形至条状披针形，长30～60厘米，宽6～15厘米。圆锥花序疏松，成熟时向下弯曲，分枝具角棱，常粗糙；小穗长圆形，两侧压扁，长6～8毫米，含3小花，下方两小花退化仅存极小的外稃而位于1两性小花之下；颖极退化，在小穗柄之顶端呈半月形的痕迹；退化外稃长3～4毫米，两性小花外稃，有5脉，常具细毛，有芒或无芒，内稃3脉，亦被细毛；鳞被2，卵圆形，长1毫米；雄蕊6；花药长2毫米；花柱2枚，筒短，柱头帚刷状，自小花两侧伸出。颖果平滑。花、果期6～10月。

【性味归经】甘、平。归脾、胃经。

【功效主治】温中益气，养胃和脾，除湿止泻。

【用法用量】内服：煎汤，50～100克。

【使用禁忌】米质胀性较大而粘性较弱，碎米多，胀性大，不宜熬粥。

【实用药膳】

黄豆籼米减肥粥

原料：黄豆50克，籼米100克。

制法：将黄豆浸泡12小时，籼米洗净，与黄豆同下锅，煮成粥。

用法：每日2次。

功效：宽中下气，清热排毒。

适用：肥胖症、高血压动脉硬化、糖尿病。

籼米刀豆粥

原料：籼米200克，刀豆、水发香菇各50克，猪腰子100克，葱、姜末、盐、味精、胡椒粉、料酒各适量，小麻油20毫升。

制法：先将籼米淘洗干净，在锅内加入适量开水，小火熬煮，再将猪腰子、水发香菇切成小丁，然后将小麻油下锅，烧热后加入刀豆子、猪腰子、香菇一起翻炒，再依次加入料酒、盐、葱、姜末、胡椒粉、味精拌炒入味，待籼米煮成粥时，将其加入粥内，稍煮片刻即可。

用法：早餐食用。

功效：温中补脾，滋肾壮腰。

适用：肾虚腰痛、中寒呃逆。

籼米辣椒粥

原料：籼米150克，尖头辣椒1只，熟羊肉30克，盐、香油、葱姜、味精、胡椒各适量。

制法：将籼米洗净加入适量的开水，锅内小火煮熬，再将熟羊肉及尖辣椒切成细丝，加入籼米粥内同煮，待粥煮至八成熟时，加入葱姜、胡椒、盐、香油调味，待米烂熟加入味精即可。

用法：每日2次。

功效：温里散寒，补虚开胃。

适用：寒性腹痛、呕吐、泻痢、冻疮、食不消化、脘腹胀满、四肢发凉等。

籼米空心菜粥

原料：空心菜100克，籼米200克，猪肉末50克，荸荠30克，菜籽油、盐、味精各适量。

制法：先将籼米浸泡洗净，放入锅内加适量开水小火煮熬，再将空心菜（鲜品更佳）洗净切成细丝，荸荠洗净去皮、切成薄片，待用。将菜籽油烧热后，依次加入猪肉末、盐、荸荠、空心菜、味精，稍作翻炒即可，待米粒煮至九成熟时，再将炒好的猪肉末、空心菜等倒入籼米粥内，缓火煮至米烂熟时即可食用。

用法：早餐食用。

功效：清热凉血，消肿止痛，开胃下食。

适用：鼻衄、便秘、淋浊、便血、痈肿、蛇咬伤、咽喉肿痛、食积不化、目赤热淋等。

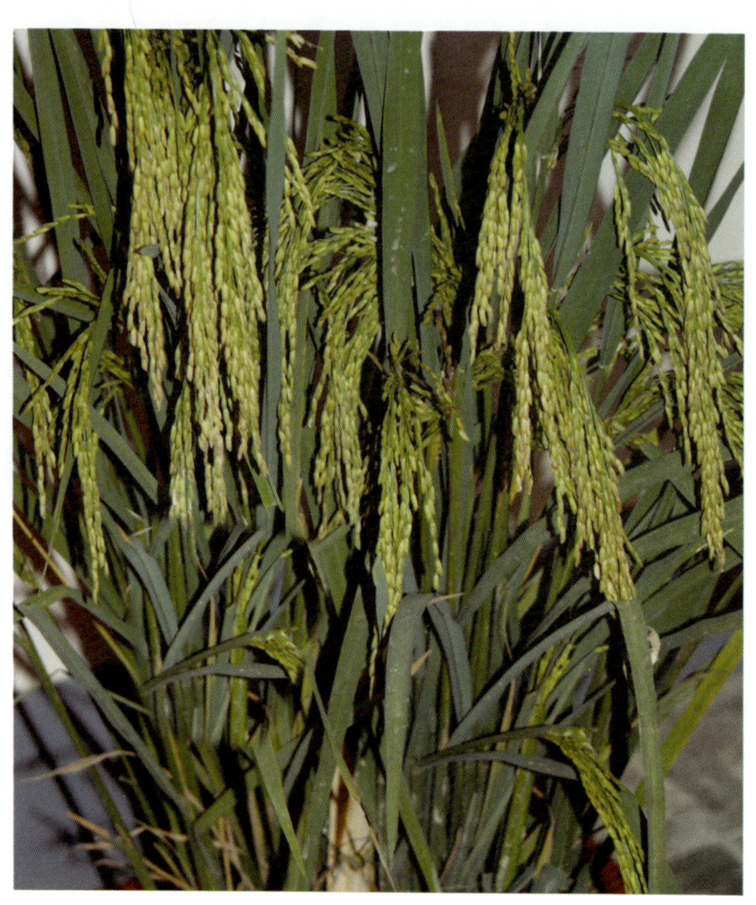

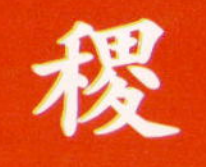

稷（《别录上品》）

【释名】穄，粢。

稷米

【气味】甘，寒，无毒。

【主治】益气，补不足（《别录》）。治热，压丹石毒发热，解苦瓠毒（《日华》）。作饭食，安中利胃宜脾（《心镜》）。凉血解暑（时珍《生生编》）。

【附方】

补中益气：羊肉一脚，熬汤，入河西稷米、葱、盐，煮粥食之。（《饮膳正要》）

卒不正：粢米粉，井华水服之良。（《肘后方》）

痈疽发背：粢米粉熬黑，以鸡子白和涂练上，剪孔贴之，干则易，神效。（《葛氏方》）

辟除瘟疫（令不相染）：以穄米为末，顿服之。（《肘后方》）

根

【主治】心气痛，产难（时珍）。

【附方】

心气疼痛：高梁根煎汤温服，甚效。

横生难产：重阳日取高梁根（名瓜龙）阴干，烧存性，研末，酒服二钱，即下。

【别名】 粢米、穄米、糜子米。

【来源】 为禾本科植物黍的种子之不粘者。

【形态特征】 一年生栽培草本。秆粗壮，直立，单生或少数丛生，高60～120厘米，有时有分枝，节密被髭毛，节下具疣毛。叶鞘松弛，被疣基毛；叶舌长约1毫米，具长约2毫米的纤毛；叶片线状披针形，长10～30厘米，宽达1.5厘米，具柔毛或无毛，边缘常粗糙。圆锥花序开展或国交紧密，成熟后下垂，长约30厘米，分枝具角棱，边缘具糙刺毛，下部裸露，上部密生小枝与小穗；小穗卵状椭圆形。谷粒圆形或椭圆形，长约3毫米，乳白色或褐色。花、果期7～10月。

【性味归经】 甘，平。归手足阳明、太阴经。

【功效主治】 益气和中，宣脾利胃。即黍之不粘者。茎主治通身水肿。

【用法用量】 内服：煮食或研末。

【使用禁忌】 多食发冷气。不可与川附子同食。

【精选验方】 ①难产：稷根适用，用稷根阴干，烧存性，研为末，用法：以酒冲服6克。②腹水胀满：鲜赤黍根60克，砂仁6克，开水适量，炖服，饭后服。③背痈：稷米、鸡蛋白适量。用稷米粉熬黑，加鸡蛋白调匀，涂布上，剪孔贴患处，药干即换。

【实用药膳】

稷米羊肉粥

原料：羊肉500克，稷米、葱、盐适量。

制法：将上几味煮粥。

用法：早、晚分食。

功效：补中益气。

适用：心气痛。

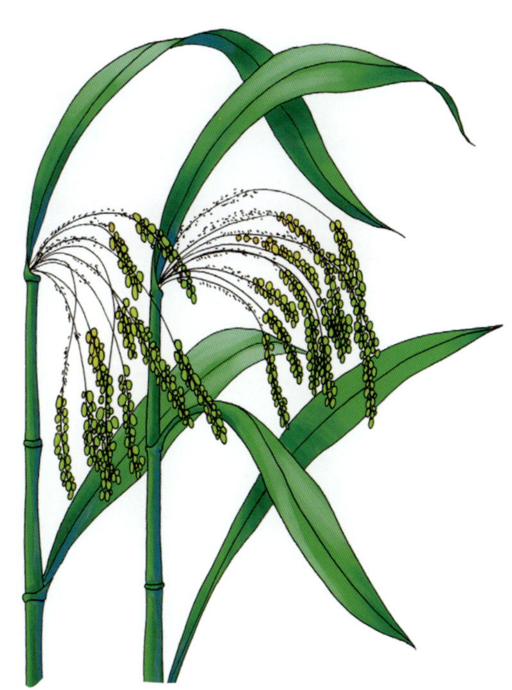

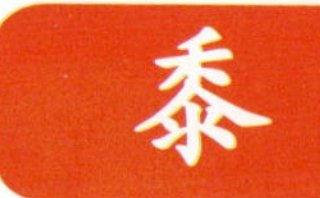

黍 （《别录中品》）

【释名】 赤黍曰，白黍曰芑，黑黍曰，一稃二米曰（《尔雅》）。

黍米

【气味】 甘，温，无毒。

【主治】 益气，补中（《别录》）。烧灰和油，涂杖疮，止痛，不作瘢（孟诜）。嚼浓汁，涂小儿鹅口疮，有效（时珍）。

【附方】

男子阴易：黍米二两，煮薄粥，和酒饮，发汗即愈。（《圣济总录》）

心痛不瘥（四十年者）：黍米淘汁，温服随意。（《经

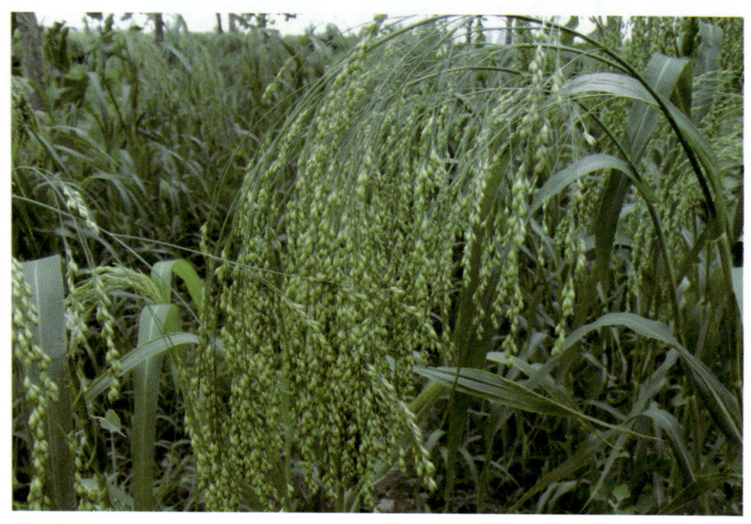

验方》）

汤火灼伤（未成疮者）：黍米、女曲等分，各炒焦研末，鸡子白调涂之。煮粥也可。（《肘后方》）

闪肭脱臼（赤黑肿痛）：用黍米粉、铁浆粉各半斤，葱一斤，同炒存性，研末。以醋调服三次后，水调入少醋贴之。（《集成》）

赤黍米

【气味】甘，微寒，无毒。

【主治】咳逆上气，霍乱，止泄，除热，止烦渴（《别录》）。下气，止咳嗽，退热（大明）。治鳖瘕，以新熟者淘泔汁，生服一升，不过三二度愈（孟诜）。

【附方】

男子阴易：用丹黍米三两，煮薄酒和饮，令发汗即愈。（《伤寒类要》）

小儿鹅口（不乳者）：丹黍米嚼汁涂之。（《子母秘录》）

饮酒不醉：取赤黍渍以狐血，阴干。酒饮时，取一丸置舌下含之，令人不醉。（《万毕术方》）

令妇不妒：取赤黍同薏苡等分，为丸。常服之。（《万毕术方》）

穰茎并根

【气味】辛，热，有小毒。

【主治】煮汁饮之，解苦瓠毒。浴身，去浮肿。和小豆煮汁服，下小便（孟诜）。烧灰酒服方寸匕，治妊娠尿血。丹黍根茎：煮汁服，利小便，止上喘（时珍）。

【附方】

通身水肿：以黍茎扫帚煮汤浴之。

脚气冲心：黍穰一石煮汁，入椒目一升，更煎十沸，渍脚，三四度愈。（《外台秘要》）

天行豌疮（不拘人畜）：用黍穰浓煮汁洗之。一茎者是穰，不可用。（《千金方》）

疮肿伤风（中水痛剧者）：黍穰烧烟，熏令汗出，愈。（《千金方》）

【别名】稷米、粢米、穄米、糜子米。

【来源】为禾本植物黍的种子。

【形态特征】一年生栽培草本。秆粗壮，直立，单生或少数丛生，高60～120厘米，有时有分枝，节密被髭毛，节下具疣毛。叶鞘松弛，被疣基毛；叶舌长约1毫米，具长约2毫米的纤毛；叶片线状披针形，长10～30厘米，宽达1.5厘米，具柔毛或无毛，边缘常粗糙。圆锥花序开展或国交紧密，成熟后下垂，长约30厘米，分枝具角棱，边缘具糙刺毛，下部裸露，上部密生小枝与小穗；小穗卵状椭圆形。谷粒圆形或椭圆形，长约3毫米，乳白色或褐色。花、果期7～10月。

【性味归经】甘，平，无毒。归手足阳明、太阴经。

【功效主治】益气补中。主治泻痢，烦渴，吐逆，咳嗽，胃痛，小儿鹅口疮，烫伤。

【用法用量】内服：煎汤，30～90克；煮粥或淘取泔汁。外用：适量，研末调敷。

【使用禁忌】不宜多服。

【精选验方】①小儿鹅口，不能饮乳：黍米汁涂抹。②汤火所灼未成疮者：黍米、女曲等分。各熬令黑如炭，捣末，以鸡子白和涂之。

【实用药膳】

三米粥

原料：黍米、高粱米、大米各30克，蜜适量。

制法：先煮高粱米三沸后去渣，以汁煮大米三沸后去渣，再用汁煮黄米去渣，将蜜放入汁中。每次食半盅。

用法：早晨空腹食用。

功效：健脾，厚肠，止泄。

适用：小儿脾虚气弱、消化不良引起的泄泻，或便下黏液、形瘦面黄、肚腹虚胀等。

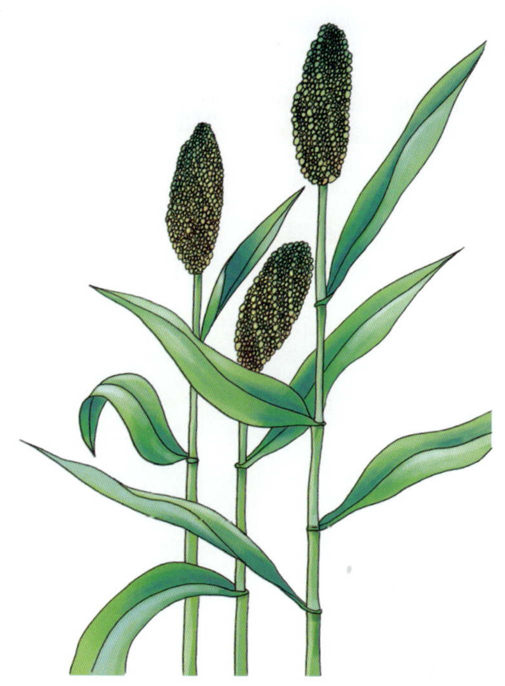

蜀黍

（《食物》）

【释名】蜀秫（俗名），芦粟，木稷（《广雅》），荻粱（《广雅》），高粱。

米

【气味】甘，涩，温，无毒。

【主治】温中，涩肠胃，止霍乱（时珍）。

根

【主治】煮汁服，利小便，止喘满。烧灰酒服，治产难有效（时珍）。

【附方】

小便不通：用红秫黍根二两，萹蓄一两半，灯心百茎，每服各半两，流水煎服。（《张文叔方》）

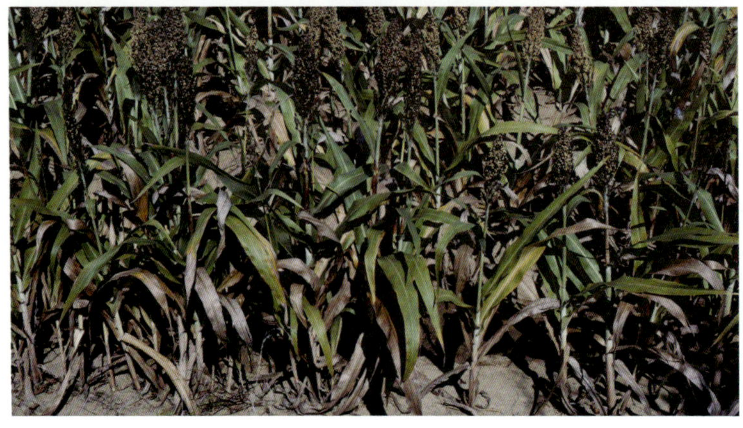

【别名】木稷、蜀黍、蜀秫、芦粟。

【来源】为禾本科植物高粱的种仁。

【形态特征】一年生栽培作物。秆高随栽培条件及品种而异，节上通常无白毛髯毛。叶鞘无毛或被白粉；叶舌硬纸质，先端圆，边缘有纤毛；叶片狭长披针形，长达50厘米，宽约4厘米。圆锥花序有轮生、互生或对生的分枝；无柄小穗卵状椭圆形，长5～6毫米，颖片成熟时下部硬革质，光滑无毛，上部及边缘具短柔毛，两性，有柄小穗雄性或中性。颖果倒卵形，成熟后露出颖外，花、果期秋季。

【性味归经】甘、涩，温，无毒。归脾、胃、大肠经。

【功效主治】温中散寒，涩肠止泻。主治痢疾，腹泻，小儿消化不良。

【用法用量】内服：煎汤，30～60克；或研末。

【使用禁忌】久食则助湿损胃。鲜者不宜多食。

【精选验方】①心气疼痛：高粱根煎汤温服。②横生难产：高粱根，阴干，烧存性，研末，酒服6克。③功能性子宫出血，产后出血：陈高粱根7个，红糖15克，水煎服。④喘咳：高粱米15克，蒸冰糖服。⑤狂病（精神失常）：高粱米30克，石菖蒲、水灯芯各15克，苦竹叶5片，煨水服。

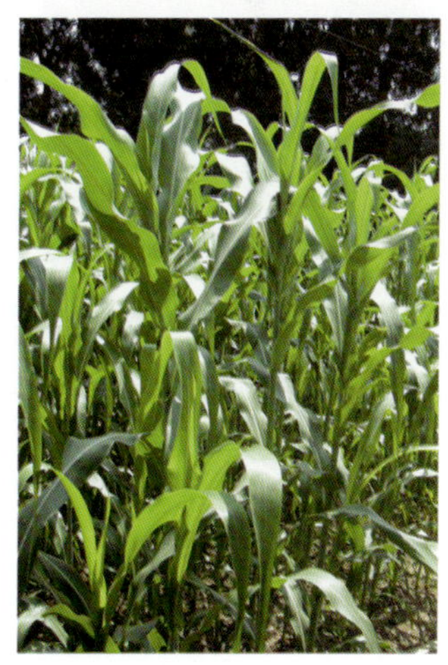

【实用药膳】

高粱良姜粥

原料：高良姜60克，高粱米50克。

制法：先煮良姜取汁，去滓，用汁煮米成粥食用即可。

用法：早餐食用。

功效：温中下气，散寒止痛。

适用：胃寒虚冷、心腹冷痛、吐泻、转筋等。

高粱白矾茶

原料：高粱50克，白矾10克。

制法：将高粱炒熟，与白矾混合，共研细粉，盛于容器内备用。用时每次取药粉15克放入茶杯内，冲入开水，加盖闷泡15分钟后，代茶饮用。

用法：每日3次。连服5～8日。

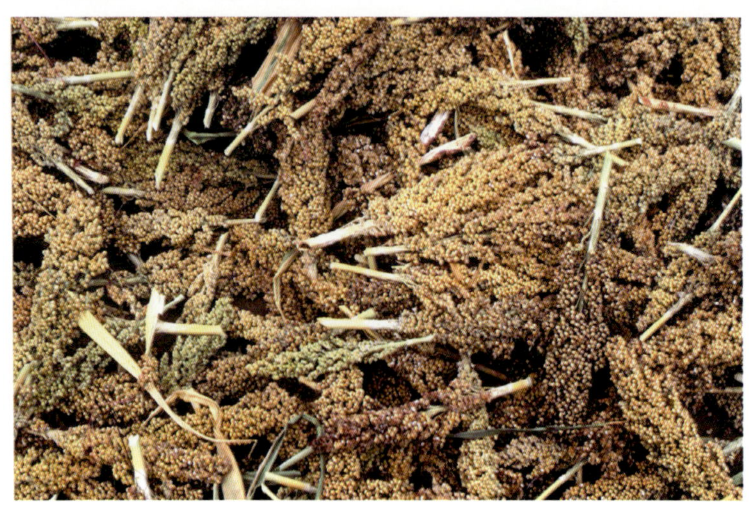

功效：消食止泻。

适用：消化不良引起的腹泻。

茜草高粱茶

原料：茜草、高粱穗、茶叶、红糖各15克。

制法：将上药放入盛有开水的保温瓶内，浸泡30分钟后，倒入茶杯，代茶饮用。

用法：每日1剂，分数次饮服。连服30～50日。

功效：凉血，降压。

适用：高血压。

高粱米红枣粥

原料：白高粱米50克，大红枣5个。

制法：将红枣洗净，去核，加入温开水浸泡至软。将白高粱米倒入锅中，小火炒至淡黄色。将高粱米和红枣共同倒入锅中，加适量清水，小火煮至稠状即可。

用法：早餐食用。

功效：补血，可促进小儿生长发育。

适用：预防贫血、小儿软骨病。

高粱米粥

原料：高粱米60克。

制法：高粱米淘净下锅，掺水烧沸，改用小火煮至稠浓即可。

用法：早、晚服食。

功效：和胃健脾，渗湿止痢。

适用：小儿消化不良。

玉蜀黍 （《纲目》）

【释名】玉高粱。

米

【气味】甘，平，无毒。
【主治】调中开胃（时珍）。

根叶

【主治】小便淋沥沙石，痛不可忍，煎汤频饮（时珍）。

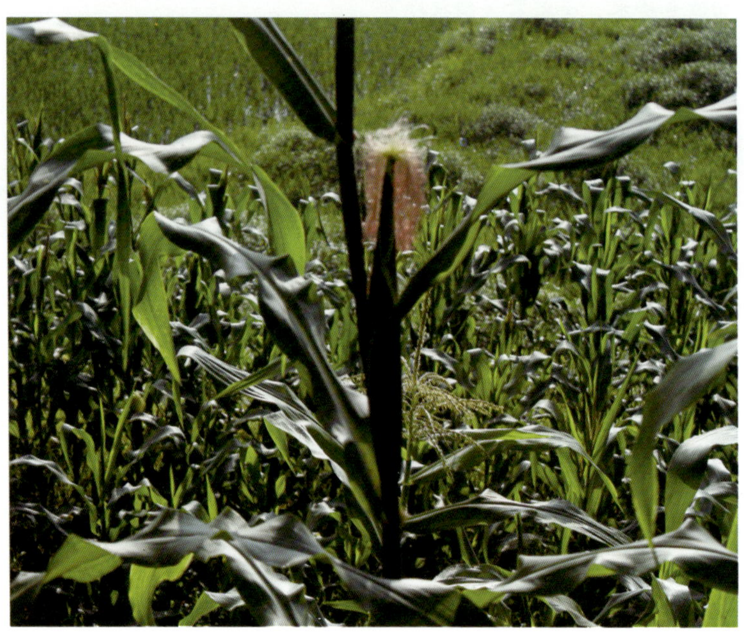

【别名】玉米、玉麦、包谷、玉黍、苞米、王蜀秫。

【来源】为禾本科植物王蜀黍的种子。

【形态特征】玉高大的一年生栽培植物。秆粗壮，直立，高1～4米，通常不分枝，基部节处常有气生根。叶片宽大，线状披针形，边缘呈波状皱折，具强壮之中脉。在秆顶着生雄性开展的圆锥花序；雄花序的分枝三棱状，颖片膜质，先端尖；外稃及内稃均透明膜质；在叶腋内抽出圆柱状的雌花序，雌花序外包有多数鞘状苞片，雌小穗密集成纵行排列于粗壮的穗轴上，颖片宽阔，先端圆形或微凹，外稃膜质透明。花、果期7～9月。

【性味归经】甘，平。归胃、膀胱经。

【功效主治】健脾和中，利小便。主治脾胃不健，食欲不振，饮食减少，水湿停滞，小便不利或水肿，高血脂症，冠心病。

【用法用量】内服：煎汤，研末，煮食等。适量。

【使用禁忌】久食则助湿损胃。鲜者，助湿生虫，尤不宜多食。

【精选验方】①水肿：玉蜀黍须60克。煎水服，忌盐。②脾胃不健，消化不良，饮食减少或腹泻：玉米30克，刺梨15克。加水煎汤服或代茶饮。③原发性高血压病：玉米须、西瓜皮、香蕉各适量。煎服。④肾脏炎，初期肾结石：玉蜀黍须，分量不拘，煎浓汤，频服。⑤糖尿病：玉蜀黍须30克。煎服。⑥慢性肾炎，水肿，小便不利：玉米30克，玉米须15克。加水适量，煎汤代茶饮。

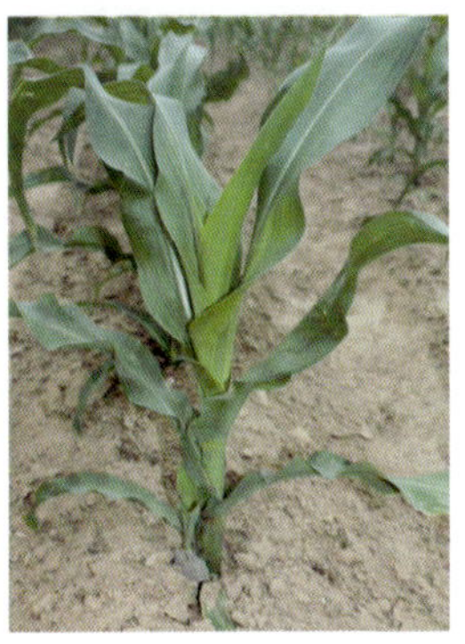

【实用药膳】

玉米山药粥

原料：玉米粉100克，山药50克，冰糖10克，开水适量，冷水1 000毫升。

制法：山药洗净，上笼蒸熟后，剥去外皮，切成小丁。玉米粉用开水调成厚糊。锅内加冷水，以旺火烧沸，用竹筷缓缓拨入玉米糊，再改用小火熬煮10分钟。山药丁入锅，与玉米糊同煮成粥，加入冰糖调味，即可盛起食用。

用法：每日早、晚食用。

功效：补肝肾，益精血，抗骨折。

适用：虚羸、消渴、骨折、骨质疏松等。

玉米红枣粥

原料：玉米50克，红枣15枚，大米100克。

制法：将玉米淘洗净，用冷开水泡发，研成玉米浆。大米淘洗净后入锅，先以大火煮沸，加洗净的红枣，改用小火煮粥，粥将成时，边煨边调入玉米浆，拌匀后再煮片刻即成。

用法：每日早、晚分食。

功效：调中开胃，解毒防癌。

适用：脾胃虚损、慢性胃炎、慢性肝炎、贫血及癌症患者。

玉米须蚌肉汤

原料：玉米须60克，蚌肉150克，调味品适量。

制法：将玉米须洗净，放入纱布袋中，扎口备用。蚌肉去鳃板，洗净，切成小块，与玉米须布袋同入沙锅，加水先用大火煮沸，加料酒、葱花、姜末，改用小火煨煮30分钟，取出布袋，加盐、味精、五香粉各少许，拌匀即成。

用法：佐餐食用。

功效：清热利湿，降脂降压。

适用：高血压病、甲状腺功能亢进症、肥胖症等。

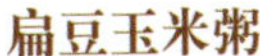

扁豆玉米粥

原料：玉米100克，扁豆25克，大枣15枚。

制法：将玉米磨成粉，与煮熟的扁豆、玉米粉、大枣一同放入锅中，加水适量，小火熬煮成粥，即成。

用法：早餐食用。

功效：健脾利水，益气和胃。

适用：糖尿病、尿路结石等。

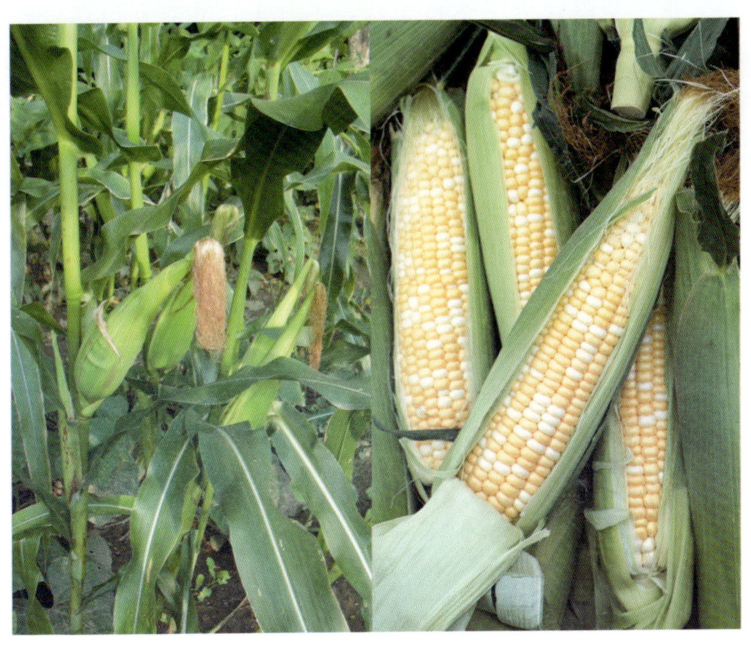

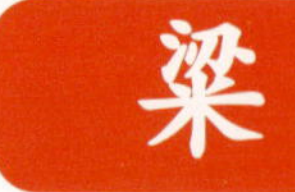

粱

（《别录中品》）

【释名】时珍曰：粱者，良也，谷之良者也。或云种出自粱州，或云粱米性凉，故得粱名，皆各执己见。粱即粟也。

黄粱米（《别录中品》）

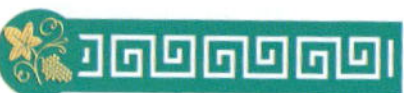

【气味】甘，平，无毒。

【主治】益气，和中，止泄（《别录》）。止霍乱下痢，利小便，除烦热（时珍）。

【附方】

霍乱烦躁：黄粱米粉半升，水升半，和绞如白饮，顿服。（《外台秘要》）

霍乱大渴：黄粱米五升，水一斗，煮清三升，稍稍饮之。（《肘后方》）

小儿鼻干：用黄米粉、生矾末各一两。每以一钱，水调贴囟上，日二次。（《普济方》）

小儿赤丹：用土番黄米粉，和鸡子白涂之。（《兵部手集》）

小儿生疮（满身面如火烧）：以黄粱米研粉，和蜜水调之，以瘥为度。（《外台秘要》）

白粱米（《别录中品》）

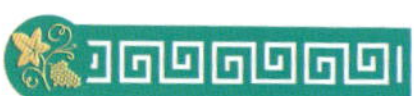

【气味】甘，微寒，无毒。

【主治】除热，益气（《别录》）。除胸膈中客热，移五脏气，缓筋骨。凡患胃虚并呕吐食及水者，以米汁二合，姜汁一合，和服之，佳（孟诜）。炊饭食之，和中，止烦渴（时珍）。

【附方】

霍乱不止：白粱米五合，水一升，和煮粥食。（《千金翼》）

手足生疣：取白粱米粉，铁铫炒赤研末。以众人唾和涂之，厚一寸，即消。（《肘后方》）

青粱米（《别录中品》）

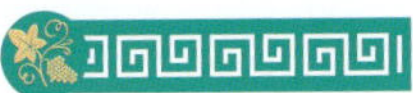

【气味】甘，微寒，无毒。

【主治】胃痹，热中消渴，止泄痢，利小便，益气补中，轻身长年。煮粥食之（《别录》）。健脾，治泄精（大明）。

【附方】

补脾益胃：羊肉汤入青粱米、葱、盐，煮粥食。（《饮膳正要》）

脾虚泄痢：青粱米半升，神曲一合，日日煮粥食，即愈。（《养老书》）

冷气心痛：桃仁二两去皮，水研绞汁，入青粱米四合，煮粥常食。（《养老书》）

五淋涩痛：青粱米四合，入酱水煮粥，下土苏末三两，每日空心食之。（《养老书》）

老人血淋：车前五合，绵裹煮汁，入青粱米四合，煮粥饮汁。也能明目，引热药下行。

乳石发渴：青粱米煮汁饮之。（《外台秘要》）

一切毒药（及鸩毒，烦懑不止）：用甘草三两，水五升，煮取二升，去滓，入黍米粉一两，白蜜三两，煎如薄粥食之。（《外台秘要》）

【别名】黄米、白米、竹根米、竹根黄。

【来源】为禾本科植物粱或粟品种之一的种仁。

【形态特征】一年生栽培作物，须根粗大。秆粗装，直立，高0.1~1米。叶鞘松裹茎秆，密具疣毛或无毛，先以近边缘及叶片接处的背面为密，边缘密具纤毛；叶舌为1圈纤毛；呀片长披针形或线状披针形，长10~45厘米，宽5~33毫米，先端尖，基部钝圆，上面粗糙，下面稍光滑。圆锥花序呈圆柱状或近纺锤状，通常下垂，基部多少有间断，长10~40厘米，宽1~5厘米，常因品种的不同而变异主轴密被柔毛，刚毛显着长于或稍长于小穗，黄色，褐色或紫色；小穗椭圆形或近圆球形，长2~3毫米，黄色，褐色或紫色。花、果期夏、秋季。

【性味归经】甘，平。归脾、胃经。

【功效主治】和中，益气，利湿。主治霍乱，呕吐，泄泻，下痢，骨湿痹痛。

【用法用量】内服：煎汤，30~90克；或煮粥。外用：适量，研末调敷。

【使用禁忌】便秘者慎用，糖尿病者忌食。高粱苗生嚼有毒。

【精选验方】①消渴：青粱米250克（淘净），以水1 500毫升，煮稀粥食用，以好为度。②老人脾虚气弱，食不消化，泄痢无定：神曲60克，青粱米适量，同煮粥，空腹食用。③小儿面及身上生疮，如火烧：黄米500克，研细末，以蜜水和匀涂搽。

【实用药膳】

冬麻荆芥粥

原料：冬麻子35克，白粱米80克，薄荷、荆芥各1握。

制法：首先把薄荷和荆芥放入沙罐，然后加入3大盏水，煮取汁液2盏。去渣取汁，和麻子同倒入砂钵中，研磨，边磨边滤取汁液，然后倒入沙锅，再放入白粱米煮作粥即可。

用法：每日1剂，于早、晚空腹食之。

功效：祛风解热，活血通络。

适用：外感发热性疾病、中风急性期及后遗症，习惯性便秘等。

青粱米炖猪肚

原料：青粱米50～100克，猪肚1个，盐、葱白、姜各适量。

制法：将猪肚洗净，把青粱米纳入猪肚内，用线扎紧，隔水慢火炖熟，调味即可。

用法：空腹食用。

功效：利水理气。

适用：前列腺肥大患者小便不畅、腹胀等。

桃仁粥

原料：桃仁10克（去皮尖），青粱米（或粳米）50克。

制法：先将桃仁研碎，同米煮粥如常法。

用法：可供瘀血病人早餐食用。

功效：活血，润燥，通便。

适用：妇人经闭、热病蓄血、瘀血肿痛、血燥便秘，或跌打损伤、皮肤瘙痒等。

粟

（《别录中品》）

【释名】籼粟。北人谓之小米也。

粟米（即小米）

【气味】咸，微寒，无毒。

【主治】养肾气，去脾胃中热，益气。陈者：苦，寒。治胃热消渴，利小便（《别录》）。止痢，压丹石热（孟诜）。解小麦毒，发热（士良）。治反胃热痢。煮粥食，益丹田，补虚损，开肠胃（时珍《生生编》）。

【附方】

胃热消渴：以陈粟米炊饭，食之良。（《食医心镜》）

反胃吐食（脾胃气弱，食不消化，汤饮不下）：用粟米半升杵粉，水丸梧子大。七枚煮熟，入少盐，空心和汁吞

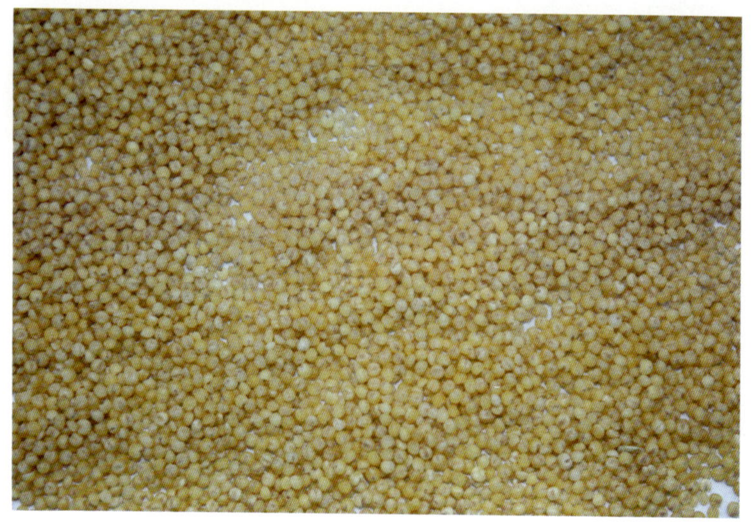

下。或云，纳醋中吞之，得下便已。（《食医心镜》）

鼻衄不止：粟米粉，水煮服之。（《普济方》）

婴孩初生（七日，助谷神以导达肠胃）：研粟米煮粥如饴。每日哺少许。（《姚和众方》）

小儿重舌：嚼粟米哺之。（《子母秘录》）

杂物眯目（不出）：用生粟米七粒，嚼烂取汁，洗之即出。（《圣济总录》）

汤火灼伤：粟米炒焦投水，澄取汁，煎稠如糖。频敷之，能止痛，灭瘢痕。一方：半生半炒，研末，酒调敷之。（《崔行功纂要》）

熊虎爪伤：嚼粟涂之。（《葛氏方》）

粟泔汁

【主治】霍乱卒热，心烦渴，饮数升立瘥。臭泔：止消渴，尤良（苏恭）。酸泔及淀：洗皮肤瘙疥，杀虫。饮之，主五痔。和臭樗皮煎服，治小儿疳痢（藏器）。

【附方】

眼热赤肿：粟米泔淀极酸者、生地黄等分，研匀摊绢上，方圆二寸，贴目上熨之。干即易。（《圣济总录》）

疳疮月蚀：寒食泔淀，敷之良。（《千金方》）

粟糠

【主治】痔漏脱肛，和诸药熏之（时珍）。

粟奴

【主治】利小肠，除烦懑（时珍）。

【别名】小米、粢米、粟谷、硬粟、谷子、黄粟、稞子、白粱粟。

【来源】为禾本科植物粱或粟的种仁。其储存陈久者名陈粟米、粢。

【形态特征】一年生栽培作物，须根粗大。秆粗装，直立，高0.1～1米。叶鞘松裹茎秆，密具疣毛或无毛，先以近边缘及叶片接处的背面为密，边缘密具纤毛；叶舌为1圈纤毛；叶片长披针形或线状披针形，先端尖，基部钝圆，上面粗糙，下面稍光滑。圆锥花序呈圆柱状或近纺锤状，通常下垂，基部多少有间断，常因品种的不同而变异主轴密被柔毛，刚毛显着长于或稍长于小穗，黄色，褐色或紫色；小穗椭圆形或近圆球形，质坚硬，平滑或具细点状皱纹。花、果期夏、秋季。

【性味归经】甘、咸，微寒。归脾、胃、肾经。

【功效主治】益脾养肾，除烦止渴，利小便。

【用法用量】煮粥，煎汤，研末。

【使用禁忌】粟米不宜与杏仁同食，食则令人呕吐腹泻。小米为主食者应适量搭配动物性和豆类食物。

【精选验方】①脾胃气弱，食不消化，呕逆反胃，汤饮不下：粟米半升，杵如粉，水和丸如梧子，煮令熟，点少盐，空心和汁吞下。②消渴口干：粟米炊饭，食之良。③孩子赤丹不止：研粟米敷之。④汤火灼伤：粟米炒焦，投水，澄取汁，煎稠如糖，频涂之。一方半生半炒，研末，酒调敷之。

【实用药膳】

八仙米

原料：粳米、黄粟米、黄豆、赤小豆、绿豆各75克，小茴香（洗净）150克，炮干生姜、炒白盐各30克。

制法：以上俱为细末，混合调匀，外加荞麦，炒黄熟，与前上味等分拌匀；胡桃仁、南枣、松子仁、白糖等，随意加入，瓷罐收贮。

用法：开水冲泡代茶饮。每日3匙。

功效：延缓衰老，延年益寿。

适用：40～50岁的中年人。

粟米红糖粥

原料：粟米100克，红糖适量。

制法：先将粟米淘洗干净，入沙锅加水适量，以文火慢熬成粥，待粥将熟时，调入红糖，稍煮数沸即可。

用法：每日早、中、晚温热服食，或不拘时任意服。

功效：补脾胃，调气血。

适用：产后、病后气血亏虚，脾胃虚弱所致的体倦乏力，不思饮食，气短懒言的调补。

粟米粥

原料：粟米100克。

制法：粟米加适量水煮粥服。

用法：连用1～2个月。

功效：益脾胃，养肾气，利小便。

适用：脾肾亏损型尿路感染。

小米鲜牡蛎粥

原料：鲜牡蛎、大米各100克，小米60克，生姜丝、熟猪油、酱油、盐、味精各适量。

制法：将小米、大米拣去杂质，淘洗干净，放入沙锅内，加清水适量，煮粥。把牡蛎放入盐水中浸泡20分钟，清水洗净。待粥锅煮开后，加入牡蛎、酱油、生姜丝。盐、味精，拌匀，改用小火煮至牡蛎熟烂即成。

用法：每日早、晚分食。

功效：滋阴补肾，养心安神。

适用：慢性胃炎、消化不良等。

粟米枣仁粥

原料：粟米100克，枣仁15克，蜂蜜30克。

制法：枣仁洗净焙干研成细末。粟米淘洗干净放入锅内，加清水800毫升，大火烧开，改小火熬煮至将熟时，加入枣仁末搅匀，稍煮片刻即可，食用时调入蜂蜜。

用法：早餐食用。

功效：补脾润燥，宁心安神。

适用：失眠、多梦、纳少、便干。

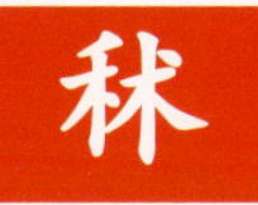

秫

（《别录中品》）

【释名】糯秫（《唐本》），糯粟（《唐本》），黄糯。

秫米（即黄米）

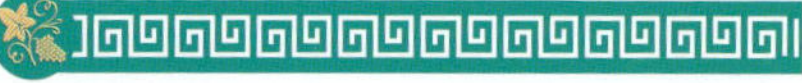

【气味】甘，微寒，无毒。

【主治】寒热，利大肠，疗漆疮（《别录》）。治筋骨挛急，杀疮疥毒热。生捣，和鸡子白，敷毒肿，良（孟诜）。治肺疟，及阳盛阴虚，夜不得眠，及食鹅鸭成，妊娠下黄汁（时珍）。

【附方】

赤痢不止：秫米一把，鲫鱼二脔，薤白一虎口，煮粥食之。（《普济方》）

筋骨挛急：用秫米一石，曲三斗，地黄一斤，茵陈蒿炙黄半斤，一依酿酒法服之，良。

肺疟寒热：恒山三钱，甘草半钱，秫米三十五粒，水煎。未发时，分作三次服。（《千金方》）

妊娠下水：秫米、黄芪各一两，水七升，煎三升，分三服。（《梅师方》）

浸淫恶疮：熬秫米令黄黑，杵末敷之。（《肘后方》）

久泄胃弱：黄米炒为粉。每用数匙，沙糖拌食。（《简便单方》）

根

【主治】煮汤，洗风（孟诜）。

【别名】糯秫、糯粟、黄糯、黄米。

【来源】本品为禾本科植物梁或粟的种子之粘者。

【形态特征】梁为一年生栽培作物，须根粗大。秆粗装，直立，高0.1～1米。叶鞘松裹茎秆，密具疣毛或无毛，先以近边缘及叶片接处的背面为密，边缘密具纤毛；叶舌为1圈纤毛；呀片长披针形或线状披针形，长10～45厘米，宽5～33毫米，先端尖，基部钝圆，上面粗糙，下面稍光滑。圆锥花序呈圆柱状或近纺锤状，通常下垂，基部多少有间断，长10～40厘米，宽1～5厘米，常因品种的不同而变异主轴密被柔毛，刚毛显着长于或稍长于小穗，黄色，褐色或紫色；小穗椭圆形或近圆球形，长2～3毫米，黄色，褐色或紫色；第1颖长为小穗的1/3～1/2，具3脉，第2颖稍短于或长为小穗的3/4，先端钝，具5～9脉；第1外稃与小穗等长，具5～7脉，基内稃薄纸质，披针形，长为其2/3，第2外稃等长于第1外稃，卵圆形或圆球形，质坚硬，平滑或具细点状皱纹，成熟后，自第1外稃基部和颖分离脱落；鳞被先端不平，呈微波状；花柱基部分离。花、果期夏、秋季。

粟，植物体细弱矮小，高20～70厘米。圆锥花序呈圆柱形，紧密，长6～12厘米，宽5～10毫米；小穗卵形或卵状披针形，长2～2.5毫米，黄色，刚毛长约小穗的1～3倍，小枝不延伸。

【性味归经】甘，微寒。归肺、胃、大肠经。

【功效主治】祛风除湿，和胃安神，解毒敛疮。主治疟疾寒热，筋骨挛急，泄泻痢疾，夜寐不安，肿毒，漆疮，冻疮，犬咬伤。

【用法用量】内服：煎汤，9～15克，包煎；或煮粥；或酿酒。外用：适量，研末撒；或捣敷。

【使用禁忌】小儿不宜多食。

【精选验方】久泄胃弱：黄米炒为粉。每用数匙，砂糖拌食。

【实用药膳】

龟肉秫米酒

原料：龟肉3只，酒曲150克，秫米3 000克。

制法：将龟肉煮烂，秫米煮饭，连汁和曲同酿，候酒熟时取酒饮服。

用法：每日3次，每次饭后饮1～2小杯。

功效：补肺肾，祛风止咳。

适用：咳嗽经年不愈、中风缓急、四肢拘挛等。

丁香秫米粥

原料：丁香、石莲肉各14枚，红枣（去核、切碎）7个，黄秫米（洗）30克。

制法：将方中各味倒入沙锅中，加水适量，煎煮成稀粥，拣去丁香、生姜即可。

用法：每日1剂，取粥顿食。

功效：温中和胃，降逆止呕。

适用：寒邪伤中，胃失和降之反胃呕逆、泛吐清涎、恶心厌食、脘腹冷痛、肠鸣泄泻等。

秫米粥

原料：秫米30克，制半夏10克。

制法：制半夏洗净，秫米淘洗干净备用。锅内加入适量清水，先煎半夏，然后去掉药渣，留药汁，再将淘洗干净的秫米放入锅内，慢火熬成粥即可。

用法：空腹食用。

功效：和胃安眠。

适用：食滞不化、胃中不适而引起的失眠。

秫米黄芪粳米粥

原料：秫米、黄芪、冰糖各30克，粳米60克，清水适量。

制法：将秫米洗净，去泥沙；黄芪润透，切片；冰糖研成屑；粳米淘洗干净，与秫米、黄芪同放入锅内，加入适量清水。锅置武火上烧沸，再用文火煮35分钟，加入冰糖屑即成。

用法：温热食用，每日2次。

功效：补气，健脾，强筋骨。

适用：气虚、肉食成积、肺痨、胃不适、孕妇带下等。

大黄米饭

原料：大黄米150克，蜂蜜适量。

制法：取大黄米洗净，蒸饭。

用法：趁热蘸蜂蜜吃。

功效：益脾健胃，止泻消炎。

适用：黄疸型肝炎、转氨酶增高。

秫米乌须酒

原料：秫米5 000克，淮曲10克，麦冬（去心）240克，熟地黄、枸杞子、全当归、天冬（去心）各60克，人参、川牛膝各30克，生地黄、何首乌各120克。

制法：将以上除秫米、淮曲外9味，共捣细碎，将秫米煮熟，同淮曲及其他药同入缸内，封口酿之，令酒熟，去渣，装瓶备用。

用法：每日清晨饮用10～20毫升。

功效：补气血，助精神，泽肌肤，悦容颜，乌须发，强腰膝，久饮体壮。

适用：气血不足、腰膝酸软、精神萎靡、毛枯肤粗等。

菰米

（《纲目》）

【释名】茭米（《文选》），雕蓬（《尔雅》），雕（《说文》），雕胡。

【气味】甘，冷，无毒。
【主治】止渴（藏器）解烦热，调肠胃（时珍）。

【别名】雁膳、菰粱、蒋实、菰实、茭米、雕菰、茭白子。

【来源】本品为禾本科植物菰的果实。

【形态特征】多年生草本，常有根茎。秆直立，高90～180厘米。叶鞘肥厚，长于节间，基部者常有横脉纹；叶舌膜质，略成三角形，长达15毫米；叶片扁平而宽广，表面粗糙，背面较光滑，长30～100厘米，宽10～20毫米。圆锥花序大型，长30～60厘米，分枝多簇生，开花时上举，结果时开展；雄小穗长10～15毫米，两侧多少压扁，常带紫色，常着生于花序下部开展或上部的分枝上，脱节于小穗柄上，惟其柄较细弱；颖退化不见；外稃先端渐尖或有短尖头，并有5脉，厚纸质；花药6～9毫米；雌小穗长15～25毫米，外稃有芒长15～30毫米，内稃与外稃同质，常均有3脉，为外稃所紧抱；雄花中有6枚发育雄蕊。颖果圆柱形，长约10毫米。花、果期秋季。

【性味归经】甘，冷，无毒。归手、足阳明经。

【功效主治】清热除烦，生津止渴。主治心烦，口渴，大便不通，小便不利。

【用法用量】内服：煎汤，15～25克。

【实用药膳】

菰米稀饭

原料：菰米30克，粳米、糯米各50克。

制法：先将三种米淘洗干净，放入锅内，加水1 000毫升，开火熬煮成米粥即可。

用法：作为汤粥，早餐食用。

功效：降血糖，利便。

适用：各型糖尿病，以及有胃动力减弱、便秘等。

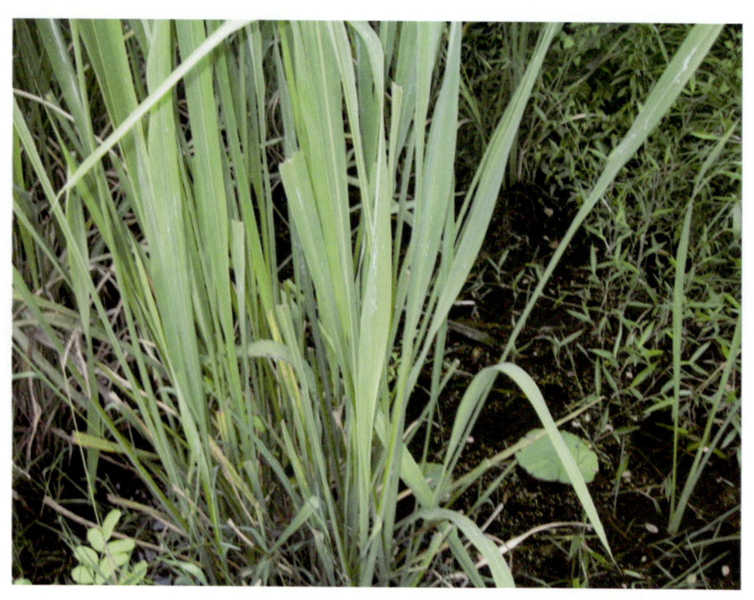

薏苡

（《本经上品》）

【释名】解蠡（《本经》），芑实（《别录》），回回米（《救荒本草》），薏珠子（《图经》）。

薏苡仁

【气味】甘，微寒，无毒。

【主治】筋急拘挛，不可屈伸，久风湿痹，下气。久服，轻身益气（《本经》）。除筋骨中邪气不仁，利肠胃，消水肿，令人能食（《别录》）。治肺痿肺气，积脓血，咳嗽涕唾，上气。煎服，破毒肿（甄权）。健脾益胃，补肺清热，去风胜湿。炊饭食，治冷气。煎饮，利小便热淋（时珍）。

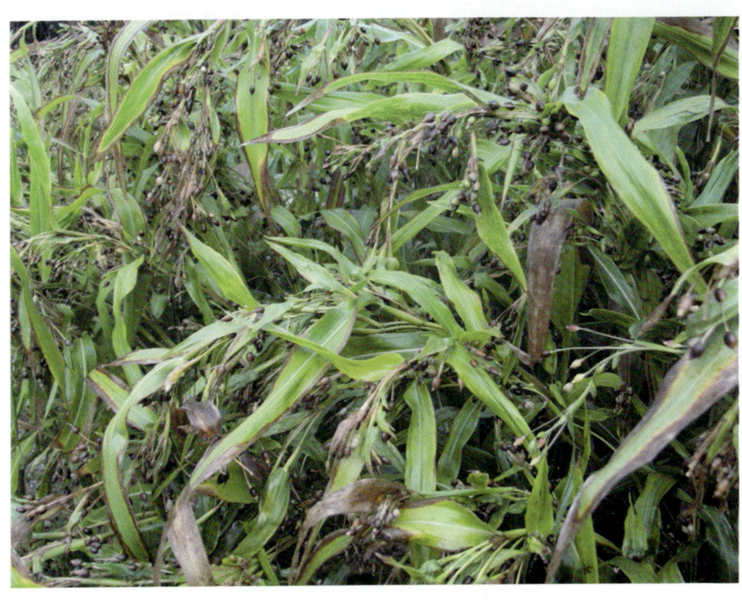

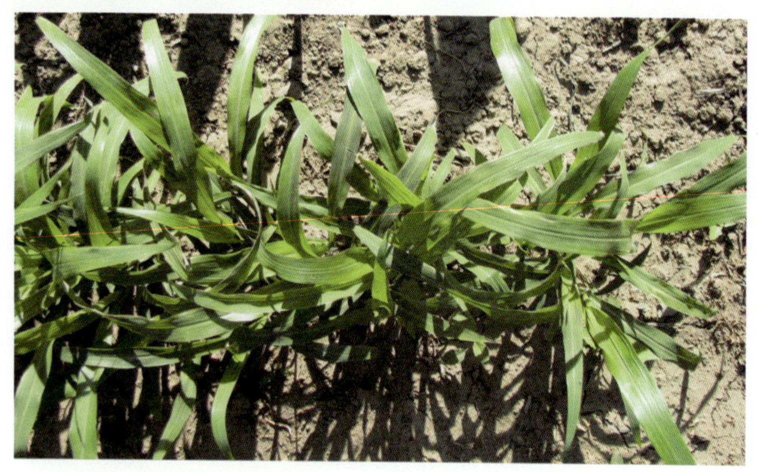

【附方】

冷气：用薏苡仁舂熟，炊为饭食。气味欲如麦饭乃佳。或煮粥也好。（《广济方》）

久风湿痹（补正气，利肠胃，消水肿，除胸中邪气，治筋脉拘挛）：薏苡仁为末，同粳米煮粥，日日食之，良。

风湿身疼（日剧者，张仲景麻黄杏仁薏苡仁汤主之）：麻黄三两，杏仁十枚，甘草、薏苡仁各一两，以水四升，煮取二升，分再服。（《金匮要略》）

水肿喘急：用郁李仁二两研，以水滤汁，煮薏苡仁饭，日二食之。（《独行方》）

沙石热淋（痛不可忍）：用玉秫，即薏苡仁也，子、叶、根皆可用，水煎热饮。夏月冷饮。以通为度。（《杨氏经验方》）

消渴饮水：薏苡仁煮粥饮，并煮粥食之。

周痹缓急偏者：薏苡仁十五两，大附子十枚炮，为末。每服方寸匕，日三。（《张仲景方》）

肺痿咳唾（脓血）：薏苡仁十两杵破，水三升，煎一升，酒少许，服之。（《梅师方》）

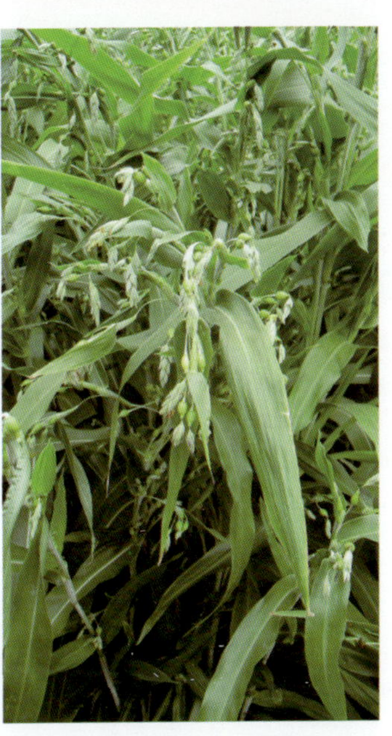

肺痈咳唾（心胸甲错者）：以淳苦酒煮薏苡仁令浓，微温顿服。肺有血，当吐出愈。（《范汪方》）

肺痈咯血：薏苡仁三合捣烂，水二大盏，煎一盏，入酒少许，分二服。（《济生方》）

喉卒痈肿：吞薏苡仁二枚，良。（《外台秘要》）

痈疽不溃：薏苡仁一枚，吞之。（《姚僧坦方》）

孕中有痈：薏苡仁煮汁，频频饮之。（《妇人良方补遗》）

牙齿痛：薏苡仁、桔梗生研末，点服。不拘大人、小儿。（《永类方》）

根

【气味】甘，微寒，无毒。

【主治】下三虫（《本经》）。煮汁糜食甚香，去蛔虫，大效（弘景）。煮服，堕胎（藏器）。治卒心腹烦满及胸胁痛者，锉煮浓汁，服三升乃定（苏颂出《肘后方》）。捣汁和酒服，治黄疸有效（时珍）。

【附方】

黄疸如金：薏苡根煎汤频服。

蛔虫心痛：薏苡根一斤切，水七升，煮三升，服之，虫死尽出也。（《梅师方》）

经水不通：薏苡根一两，水煎服之。不过数服，效。

（《海上方》）

牙齿风痛：薏苡根四两，水煮含漱，冷即易之。（《延年秘录》）

叶

【主治】作饮气香，益中空膈（苏颂）。暑月煎饮，暖胃益气血。初生小儿浴之，无病（时珍出《琐碎录》）。

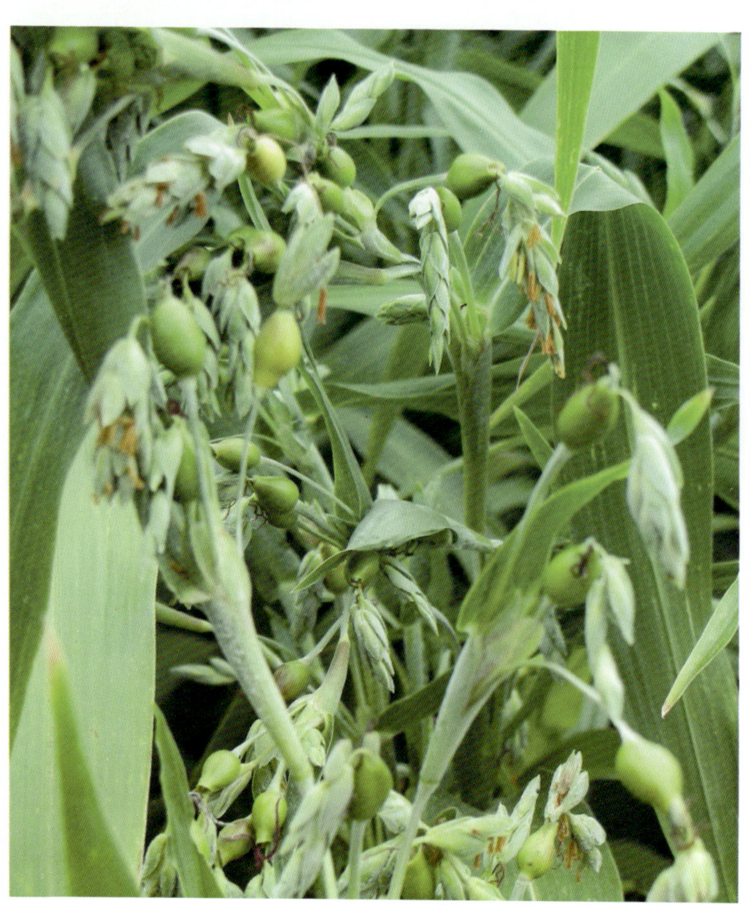

【别名】薏米、苡仁、薏仁、薏珠子、回回米。

【来源】本品为禾本科植物薏苡的干燥成熟种仁。

【形态特征】一年或多年生草本，高1～1.5米。须根较粗，直径可达3毫米。秆直立，约具10节。叶片线状披针形，长可达30厘米，宽1.5～3厘米，边缘粗糙，中脉粗厚，于背面凸起；叶鞘光滑，上部者短于节间；叶舌质硬，长约1毫米。总状花序腋生成束；雌小穗位于花序之下部，外面包以骨质念珠状的总苞，总苞约与小穗等长。颖果外包坚硬的总苞，卵形或卵状球形。花期7～9月，果期9～10月。

【性味归经】甘、淡，微寒。归脾、胃、肺经。

【功效主治】健脾渗湿，除痹止泻，清热排脓。主治水肿，脚气，小便不利，湿痹拘挛，脾虚泄泻，肺痈，肠痈；扁平疣。

【用法用量】内服：煎服或煮食，9～30克。健脾止泻宜炒用，清利湿热宜生用。

【使用禁忌】本品力缓，宜多服久服。脾虚无湿，大便燥结及孕妇慎服。

【精选验方】①肺痿咳唾：薏苡仁500克，杵破，水三升，煎一升，酒少许，服之。②扁平疣：生薏苡仁末30克，白砂糖30克，拌匀，每次1匙，开水冲服，每日3次，7～10日为1个疗程。③痈疽不溃：薏苡仁一枚，吞之。④尿结石：薏苡仁茎、叶、根适量（鲜草约250克，干草减半），水煎去渣，每日2～3次。⑤中风手足疼痛、麻痹不仁、难以屈伸：薏苡仁9克，甘草、官桂各0.3克，当归、芍药各3.6克，麻黄1.5克，苍术4.3克（米泔水浸炒），水2碗，生姜7片，煎至八分，去渣温服，饭前送下。⑥慢性结肠炎：薏苡仁500克，山药100克，炒黄研粉，每日2次，每次2匙，温水或红糖水，蜂蜜水冲服。

【实用药膳】

薏苡巨胜酒

原料：薏苡仁100克，黑芝麻、生地黄各125克，白酒3 000毫升。

制法：将黑芝麻煮熟晒干，薏苡仁炒至略黄，两药合起略捣烂后与切成小块的生地黄共装入纱布袋里，与白酒一起置入容器中，密封浸泡12日后即可服用。

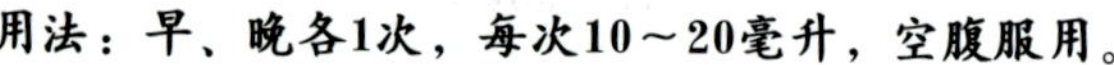

用法：早、晚各1次，每次10～20毫升，空腹服用。

功效：补肝肾，润五脏，填精髓，祛湿气。

适用：体质虚弱、神衰健忘、记忆力减退、须发早白、皮肤毛发干燥、腰膝疼痛、倦怠无力。

薏苡仁美容酒

原料：薏苡仁粉150克，白酒（低度酒）500毫升，各种水果汁100克。

制法：将薏苡仁粉注入瓶内，加入白酒或黄酒加盖，双手持酒瓶摇动，使薏苡仁粉均匀散布开，白酒浸透粉末。

用法：每次20毫升薏苡仁酒，加入各种水果汁晃匀喝之。

功效：强身美肤，美容养颜。

适用：面容憔悴、肤色痿黄者。

冬瓜薏苡仁粥

原料：冬瓜150克，薏苡仁50克。

制法：将冬瓜切成小块，与薏苡仁加水共煮，至熟为度。

用法：每日1次，顿食。

功效：健脾利湿，消脂减肥。

适用：肥胖症和减肥健美。

天葵薏苡仁粥

原料：紫背天葵草鲜品50克（干品15克），薏苡仁30克。

制法：用淘米水将两种原料煎煮30分钟，成薏苡仁粥即可。

用法：每次吃半碗。同时还可取热粥汤适量擦洗患处。

功效：解热毒，除粉刺。

适用：粉刺。

绿豆薏苡仁粥

原料：绿豆50克，薏苡仁80克。

制法：将绿豆及薏苡仁入沙锅内，加水适量，置武火上煮沸，改文火熬，待其烂熟成粥即成。

用法：早餐食用。

功效：清热解毒，凉血止血。

适用：血热或热毒内蕴所致的小儿紫癜。

薏苡仁白糖粥

原料：薏苡仁50克，水、白糖适量。

制法：薏苡仁加适量水以文火煮成粥，加白糖适量搅匀。

用法：早餐食用。

功效：健脾补肺，清热利湿。

适用：湿热毒邪变遏肌肤型扁平疣、青春痘瘩等。

罂子粟

（宋《开宝》）

【释名】米囊子（《开宝》），御米（《开宝》），象谷。

米

【气味】甘，平，无毒。

【主治】丹石发动，不下饮食，和竹沥煮作粥食，极美（《开宝》）。行风气，逐邪热，治反胃胸中痰滞（颂）。治泻痢，润燥（时珍）。

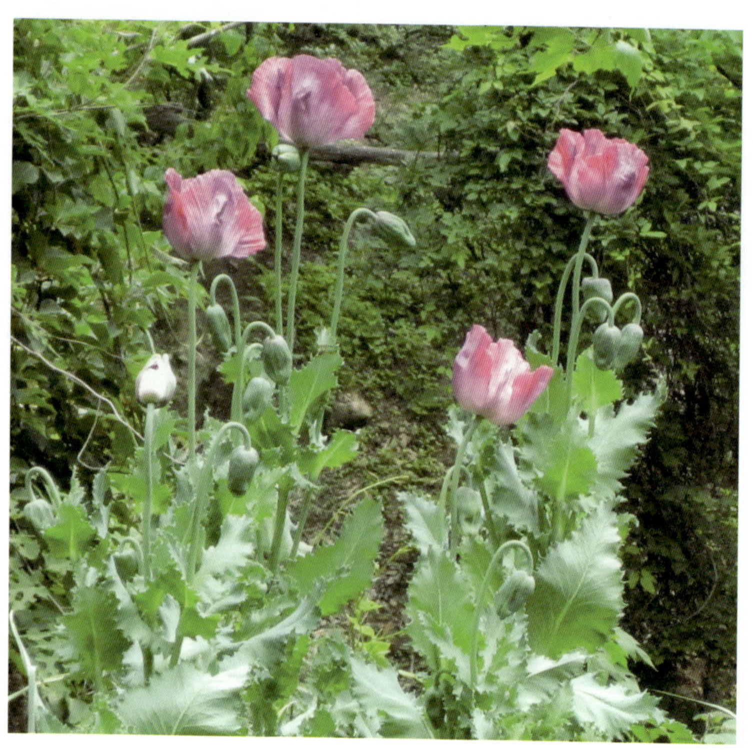

【附方】

反胃吐食：用白罂粟米三合，人参末三大钱，生山芋五寸细切研。三物以水二升三合，煮取六合，入生姜汁及盐花少许，和匀分服。不计早晚，也不妨别服汤丸。（《本草图经》）

泄痢赤白：罂粟子炒，罂粟壳炙，等分为末，炼蜜丸梧子大。每服三十丸，米饮下。（《百一选方》）

壳

【气味】酸、涩，微寒，无毒。

【主治】止泻痢，固脱肛，治遗精久咳，敛肺涩肠，止心腹筋骨诸痛（时珍）。

【附方】

热痢便血：粟壳醋炙一两，陈皮半两，为末。每服三钱，乌梅汤下。（《普济方》）

久痢不止：罂粟壳醋炙为末，蜜丸弹子大。每服一丸，水一盏，姜三片，煎八分，温服。又方：粟壳十两去膜，分作三分，一分醋炒，一分蜜炒，一分生用。并为末，蜜丸芡子大。每服三十丸，米汤下。

小儿下痢：用罂粟壳半两，醋炒为末，再以铜器炒过，槟榔半两炒赤，研末，各收。每用等分，赤痢蜜汤服，白痢沙糖汤下。忌口味。（《全幼心鉴》）

水泄不止：罂粟壳一枚去蒂膜，乌梅肉、大枣肉各十枚，水一盏，煎七分，温服。（《经验》）

久嗽不止：谷气素壮人用之即效。粟壳去筋，蜜炙为末。每服五分，蜜汤下。（《危氏方》）

久咳虚嗽：用罂粟壳二两半，去蒂膜，醋炒取一两，乌梅半两，焙为末。每服二钱，卧时白汤下。（《宣明方》）

嫩苗

【气味】甘，平，无毒。

【主治】作蔬食，除热润燥，开胃厚肠（时珍）。

【别名】粟米、御米、囊子、御米子、罂子粟、罂粟米、象谷囊。

【来源】本品为罂粟科植物罂粟的种子。

【形态特征】罂粟一年生或两年生草本，茎直立，高60～150厘米。叶互生，茎下部的叶具短柄，上部叶无柄；叶片长卵形成狭长椭圆形，长6～30厘米，宽3.5～20厘米，先端急尖，基部圆形或近心形而抱茎，边缘具不规则粗齿，或为羽状浅裂，两面均被白粉成灰绿色。花顶生，具长梗，花茎长12～14厘米；萼片2，长椭圆形，早落；花瓣4，有时为重瓣，圆形或广卵形，长与宽均为5～7厘米，白色、粉红色或紫红色；雄蕊多数，花药长圆形，黄色；雌蕊1，子房长方卵圆形，无花柱，柱头7～15枚，放射状排列。蒴果卵状球形或椭圆形，熟时黄褐色，孔裂。种子多数，略呈肾形，表面网纹明显，棕褐色。花期4～6月，果期6～8月。

【性味归经】甘、平，性寒，无毒。归肺、肾、大肠经。

【功效主治】敛肺止咳，涩肠止泻，止痛。主治久咳，久泻，脱肛，脘腹疼痛。

【用法用量】内服：煎汤，3～9克；或入丸、散。止咳宜蜜炙用，止泻、止痛宜醋炒。

【使用禁忌】本品不可过量或持久使用。

【精选验方】①久咳不止：罂粟壳适量，研粉，每次3克，每日2次。②久痢不止：罂粟壳醋炙为末，蜜丸弹子大，每服一丸，水一盏，姜三片，煎八分温服。③水泄不止：罂粟壳（去蒂膜）一枚，乌梅肉、大枣肉各十枚，水一杯，煎七分，温服。④肺虚久咳、自汗：罂粟壳6克，乌梅10克，将罂粟壳研粉，用乌梅水煎，分2次服。⑤久痢不止：罂粟壳500克，去膜，分作三份，一份醋炒，一份蜜炒，一份生用，并为末，蜜丸芡子大，每服三十丸，米汤下。⑥慢性胃肠炎、结肠炎、消化不良：罂粟壳5克，水煎，山药、金银花各15克，炒焙研粉混匀，用罂粟壳水煎液1日内分4次服。

【实用药膳】

养脏止泻汤

原料：罂粟壳、白芍、白术各12克，当归、党参、肉桂、肉豆蔻、甘草、木香各9克，附子4片。

制法：将上几味原料浓煎取汁250毫升。

用法：每日1剂，分3次服，连服15日为1个疗程。

功效：温肾健脾，涩肠止泻。

适用：溃疡性结肠炎、过敏性结肠炎。

胆囊消炎汤

原料：罂粟壳、川芎各6克，金钱草、炒薏苡仁各40克，黄芩、青皮、陈皮、枳壳、木香、紫苏梗各10克，槟榔、大黄、郁金、炒白芍各15克，川楝子、延胡索各12克，炙甘草8克。

制法：将以上原料水煎3次，取汁混合后备用。

用法：每日1剂，分3次服用。服药后患者排便次数每日1～2次。

功效：疏肝行气，化瘀止痛，清热利湿。

适用：急慢性胆囊炎。

九仙汤（散）

原料：罂粟壳、五味子、桔梗各5克，党参12克，阿胶（蒸兑）、川贝母、款冬花、大枣、桑白皮各10克，乌梅8克。

制法：将以上原料加适量水煎取汁液备用。

用法：每日2次，每日早、晚各1次，温开水送服。

功效：益气养阴，敛肺止咳。

适用：肺气亏虚，阴液不足所致的久咳不止、咳甚则气喘自汗、痰少或痰中带血，心烦口渴等。

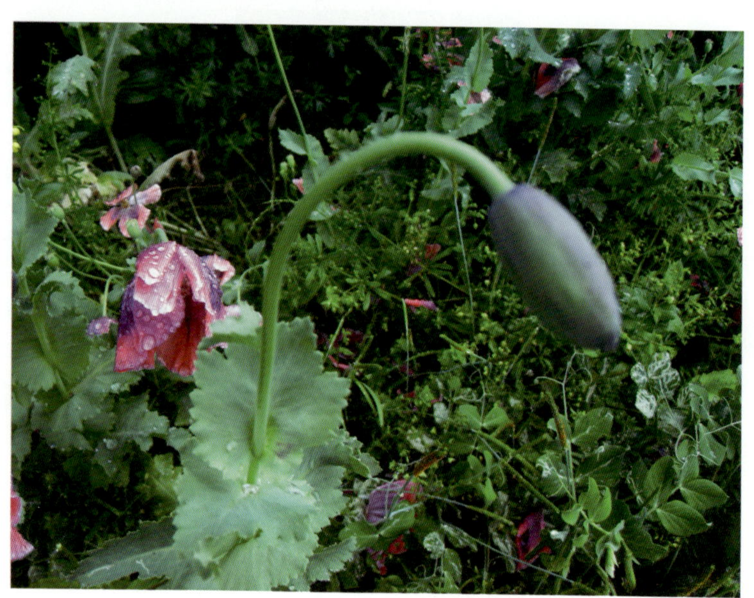

大豆

（《本经中品》）

【释名】尗（俗作菽）。

黑大豆

【气味】甘，平，无毒。

【主治】生研，涂痈肿。煮汁饮，杀鬼毒，止痛（《本经》）。逐水胀，除胃中热痹，伤中淋露，下瘀血，散五脏结积内寒。杀乌头毒。炒为屑，主胃中热，除痹去肿，止腹胀消谷（《别录》）。煮食，治温毒水肿（《唐本》）。调中下气，通关脉，制金石药毒，牛马温毒（《日华》）。煮汁，解砒石、甘遂、天雄、附子、射罔、巴豆、芫青、斑蝥、百药之毒及蛊毒。入药，治下痢脐痛。冲酒，治风痉及阴毒腹痛。牛胆贮之，止消渴。治肾病，利水下气，制诸风热，活血，解诸毒（时珍）。

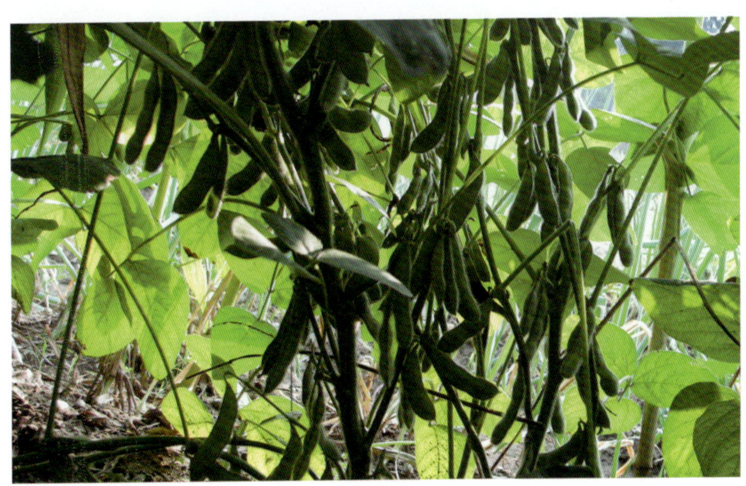

【附方】

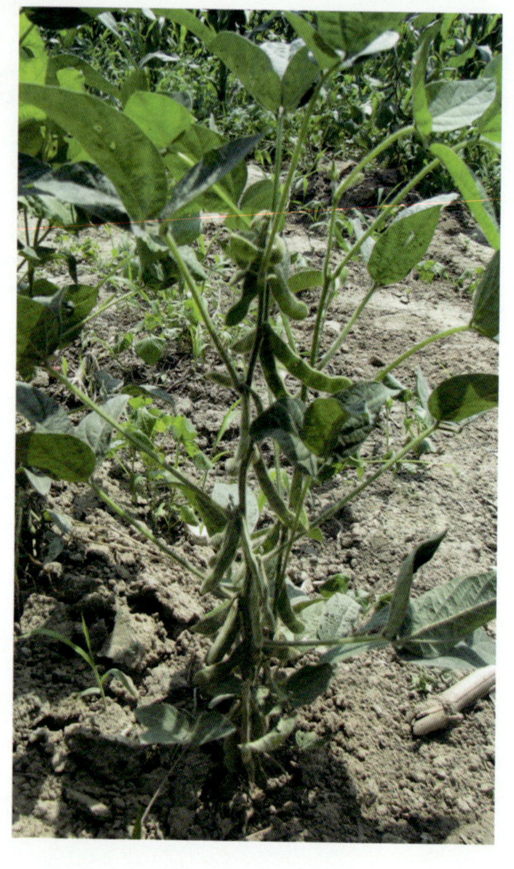

风毒攻心（烦躁恍惚）：大豆半升淘净，以水二升，煮取七合，食后服之。（《食医心镜》）

卒风不语：大豆煮汁，煎稠如饴，含之，并饮汁。（《肘后方》）

卒然失音：用生大豆一升，青竹子四十九枚，长四寸，阔一分，水煮熟，日夜二服瘥。

热毒攻眼（赤痛脸浮）：用黑豆一升，分作十袋，沸汤中蒸过，更互熨之，三遍则愈。（《普济方》）

卒然中恶：大豆二七枚，鸡子黄一个，酒半升，和匀顿服。（《千金方》）

水痢不止：大豆一升，炒白术半两，为末。每服三钱，米饮下。（《指南方》）

小儿沙淋：黑豆一百二十个，生甘草一寸，新水煮热，入滑石末，乘热饮之，良。（《全幼心鉴》）

肾虚消渴（难治者）：黑大豆炒、天花粉等分，为末，

糊丸梧子大。每黑豆汤下七十丸，日二。名救活丸。（《普济妙方》）

消渴饮水：乌豆置牛胆中，阴干百日，吞尽即瘥。（《肘后方》）

昼夜不眠：以新布火炙熨目，并蒸大豆，更番囊盛枕之，冷即易，终夜常枕之，即愈。（《肘后方》）

恶刺疮痛：大豆煮汁渍之，取瘥。（《千金方》）

汤火灼疮：大豆煮汁饮之，易愈，无斑。（《子母秘录》）

小儿头疮：黑豆炒存性研，水调敷之。（《普济方》）

身面疣目：七月七日，以大豆拭疣上三过。使本人种豆于南向屋东头第二溜中。豆生叶，以热汤沃杀，即愈。（《外台秘要》）

染发令乌：醋煮黑大豆，去豆煎稠，染之。（《千金方》）

牙齿不生：用黑豆三十粒，牛粪火内烧令烟尽，研入麝香少许。先以针挑破血出，以少许揩之。不得见风，忌酸咸物。（《经验方》）

牙齿疼痛：黑豆煮酒，频频漱之，良。（《周密治然斋抄》）

月经不断：用前紫汤服之，佳。

妊娠腰痛：大豆一升，酒三升，煮七合，空心饮之。（《食医心镜》）

子死腹中：用大豆三升，以醋煮浓汁。顿服，立出。（《产乳》）

胞衣不下：大豆半升，醇酒三升，煮一升半，分三服。（《产书》）

小儿丹毒：浓煮大豆汁，涂之甚良。（《千金方》）

大豆皮

【主治】生用，疗痘疮目翳。嚼烂，敷小儿尿灰疮（时珍）。

豆叶

【主治】捣敷蛇咬，频易即瘥。（时珍出《广利方》）。

【附方】

止渴急方：大豆苗嫩者三五十茎，涂酥炙黄为末。每服二钱，人参汤下。（《圣济总录》）

小便血淋：大豆叶一把，水四升，煮二升，顿服。（《圣惠方》）

花

【主治】主目盲，翳膜（时珍）。

大豆黄卷（《本经中品》）

【释名】豆糵。

【气味】甘，平，无毒。

【主治】湿痹，筋挛膝痛（《本经》）。五脏不足，胃气结积，益气止痛，去黑，润肌肤皮毛（《别录》）。破妇人恶血（孟诜）。除胃中积热，消水病胀满（时珍）。

【附方】

头风湿痹：用大豆黄卷炒一升，酥半两，为末。食前温

水服一匙，日二服。（《普济方》）

水病肿满：大豆黄卷醋炒、大黄炒等分，为细末。葱、橘皮汤服二钱，平明以利为度。（《圣济总录》）

小儿撮口：初生豆芽研烂，绞汁和乳，灌少许良。（《普济方》）

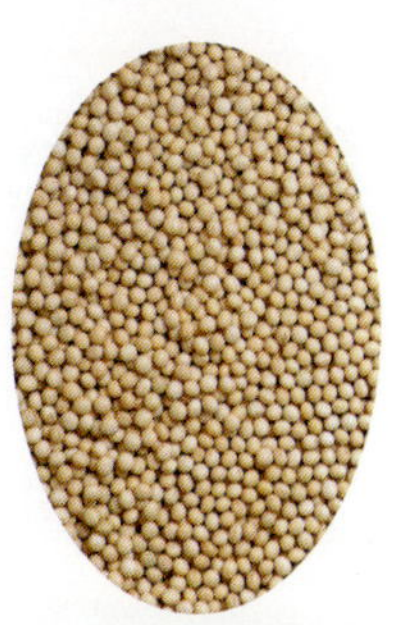

黄大豆（《食鉴》）

【集解】时珍曰：大豆有黑、青、黄、白、斑数色，唯黑者入药，而黄、白豆炒食作腐，造酱笮油，盛为时用，不可不知别其性味也。周定王说：黄豆苗高一二尺，叶似黑大豆叶而大，结角比黑豆角稍肥大，其荚、叶嫩时可食，甘美。

【气味】甘，温，无毒。

【主治】宽中下气，利大肠，消水胀肿毒（宁原）。研末，熟水和，涂痘后痈（时珍）。

【附方】

痘后生疮：黄豆烧黑研末，香油调涂。

豆油

【气味】辛、甘，热，微毒。

【主治】涂疮疥，解发（时珍）。

秸

【主治】烧灰，入点痣、去恶肉药（时珍）。

【别名】菽、乌豆、黄豆、黑豆、冬豆子。

【来源】为豆科植物大豆的黑色或黄色种子。

【形态特征】一年生直立草本，高60~180厘米。茎粗壮，密生褐色长硬毛。叶柄长，密生黄色长硬毛；托叶小，披针形；三出复叶，顶生小叶菱状卵形，长7~13厘米，宽3~6厘米，先端渐尖，基部宽楔形或圆形，两面均有白色长柔毛，侧生小叶较小，斜卵形；叶轴及小叶柄密生黄色长硬毛。总状花序腋生；苞片及小苞片披针形，有毛；花萼钟状，萼齿5，披针形，下面1齿最长，均密被白色长柔毛；花冠小，白色或淡紫色，稍较萼长；旗瓣先端微凹，翼瓣具1耳，龙骨瓣镰形；雄蕊10，二体；子房线形，被毛。荚果带状长圆形，略弯，下垂，黄绿色，密生黄色长硬毛。种子2~5颗，黄绿色或黑色，卵形至近球形，长约1厘米。花期6~7月，果期8~10月。

【性味归经】甘，平。归脾、肾经。

【功效主治】能补肾益阴，健脾利湿，解毒。主治疳积泻痢，腹胀羸瘦，妊娠中毒，疮痈肿毒，外伤出血等。黄豆还能抗菌消炎，对咽炎、结膜炎、口腔炎、菌痢、肠炎等。

【用法用量】煎汤，浸酒，研末，煮食等。适量。

【使用禁忌】腹胀、腹泻者慎服，小儿不宜多食。一般认为大豆不宜与猪肉同食。

【精选验方】①单纯性消化不良：黄豆150克，血藤20克。将血藤煮取汁，浓缩前把磨好的豆浆倒进血藤汁中煮沸20分钟，过滤去渣，浓液烘干研粉备用。小儿每次0.5~1.0克，每日4次。②痘后生疮：黄豆适量，烧研末，香油调涂。③诸痈疮：黄豆，浸胖捣涂。（《随息居饮食谱》）④手足抽筋疼痛：黄豆100克，细米糠60克，加水煎至黄豆熟烂，每日2次。⑤烧烫伤：每日用黄豆适量煮汁服，可加快治愈，愈后无疤痕。

【实用药膳】

黑豆益母草粥

原料：黑大豆150克，益母草30克，桃仁10克，苏木15克，粳米250克，红糖适量。

制法：将益母草、桃仁、苏木用水煎30分钟，滤出药汁，将黑豆放入药汁加水适量，煮至八成熟，下粳米煮粥，粥好加糖即可服用。

用法：早、晚餐食用。

功效：活血，解毒。

适用：瘀血型痤疮。

黑豆红枣粥

原料：黑豆100克，红枣20枚，红糖15克。

制法：先将红枣泡在温水中，黑豆洗净放入锅中，加入清水适量，小火煮30分钟，放入红枣、红糖，黑豆煮酥出锅即成。

用法：早、晚佐餐食用。

功效：健脾益胃，活血利水。

适用：慢性肝炎、肺结核等。

黑豆莲藕汤

原料：莲藕500克，黑豆100克，鸡肉300克，红枣15枚，调料适量。

制法：先将黑豆在锅中炒开，再用清水洗净，晾干。莲藕切成块，生姜切成片。沙锅加水上火，把水煮沸放入黑豆、莲藕、鸡肉、红枣、生姜，用中火炖2小时，放入盐即成。

用法：佐餐食用。

功效：滋阴补虚，止血健胃。

适用：溃疡性结肠炎、子宫功能性出血等。

黑豆桂圆大枣汤

原料：黑豆75克，桂圆肉20克，大枣6颗，白糖适量。

制法：先将黑豆、桂圆、大枣洗净，大枣去核，然后一起放入沙锅，加清水适量，大火煮沸后改中火煮至黑豆熟软，加糖调味即可。

用法：温热食用。

功效：开胃健脾，养心安神，壮阳益气，补虚增智。

适用：心血不足而致失眠、贫血、头发过早花白及妇女产后浮肿，气虚水肿和思虑过度、健忘怔忡、自汗惊悸者。

黑豆党参汤

原料：党参9克，黑豆、红糖各30克。

制法：将黑豆、党参同放入锅中，加水适量，用小火炖至黑豆熟烂，加入红糖调匀即成。

用法：吃豆饮汤，每日1次，连用6～7日。

功效：补气养血。

适用：月经不调等。

黑豆粥

原料：黑豆50克，红枣30克，糯米200克，红糖适量。

制法：黑豆、糯米均浸泡透，入锅熬煮10分钟，加进红枣，续熬，待米开花豆熟时，下红糖再煮一会儿即可。

用法：温热服食。

功效：补脾益肾、活血利水、祛风解毒。

适用：丹毒。

黄豆排骨汤

原料：黄豆250克，猪排骨500克，盐、黄酒、葱花、豆油各适量。

制法：先将黄豆去杂洗净，用水浸泡1小时，沥干备用；猪排骨洗净切成小块。炒锅上火，放油烧热，先放入葱白，再倒入排骨，翻炒5分钟后加黄酒和盐各适量，焖烧8分钟，至出香味时盛入大沙锅内，再加入黄豆和清水适量，水以浸没为度，先用旺火烧开，加入黄酒10克，然后改用小火慢煨3小时，至黄豆排骨均已酥烂，离火即成。

用法：佐餐食用。

功效：补骨益肾，利水消肿。

适用：身体虚弱、缺铁性贫血、神经衰弱等。

黄豆小麦粥

原料：黄豆50克，浮小麦12克，大枣6颗，大米60克。

制法：黄豆、浮小麦、大枣、大米同入锅中熬煮成粥。

用法：每日早晚服食，以20日为1个疗程。

功效：健脾和胃，宁神敛汗。

适用：盗汗、自汗。

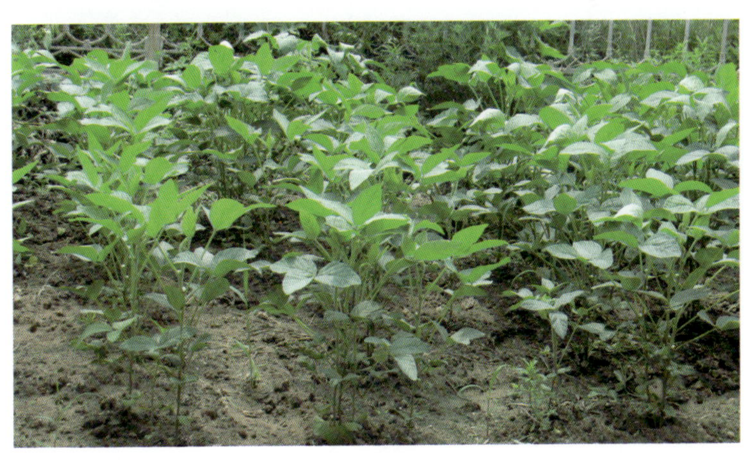

赤小豆

（《本经中品》）

【释名】 赤豆（恭），红豆（俗），（《广雅》），叶名藿。

【气味】 甘、酸，平，无毒。

【主治】 下水肿，排痈肿脓血（《本经》）。疗寒热热中消渴，止泄痢，利小便，下腹胀满，吐逆卒（《别录》）。散气，去关节烦热，令人心孔开。暴痢后，气满不能食者，煮食一顿即愈。和鲤鱼煮食，甚治脚气（诜）。辟瘟疫，治产难，下胞衣，通乳汁。和鲤鱼、蠡鱼、鲫鱼、黄雌鸡煮食，并能利水消肿（时珍）。

【附方】

水蛊腹大（动摇有声，皮肤黑者）：用赤小豆三升，白茅根一握，水煮食豆，以消为度。（《肘后方》）

肠痔有血：小豆二升，苦酒五升，煮熟日干，再浸至酒尽乃止，为末。酒服一钱，日三服。（《肘后方》）

热淋血淋：用赤小豆三合，慢火炒为末，煨葱一茎，擂

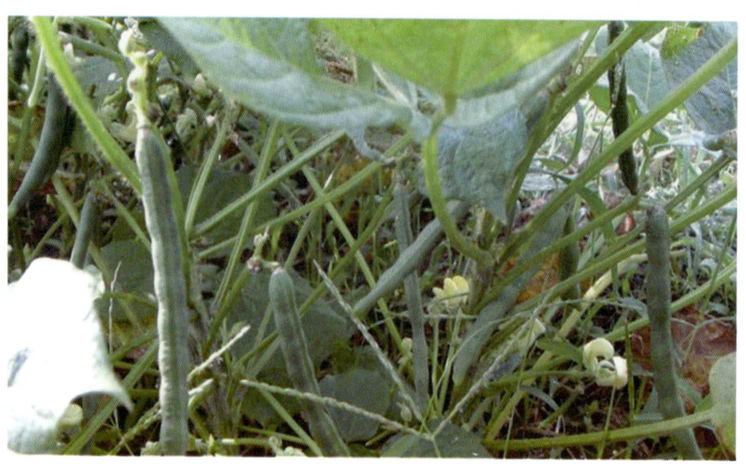

酒热调二钱服。（《修真秘旨》）

小儿不语（四五岁不语者）：赤小豆末，酒和，敷舌下。（《千金方》）

牙齿疼痛：红豆末，擦牙吐涎，及吹鼻中。一方入铜青少许。一方入花硷少许。（《家宝方》）

中酒呕逆：赤小豆煮汁，徐徐饮之。（《食鉴本草》）

频致堕胎：赤小豆末，酒服方寸匕日二服。（《千金方》）

胞衣不下：用赤小豆，男七枚，女二七枚，东流水吞服之。（《救急方》）

产后目闭（心闷）：赤小豆生研，东流水服方寸匕。不瘥更服。（《肘后方》）

产后闷满：用小豆二七枚，烧研，冷水顿佳。（《千金方》）

乳汁不通：赤小豆煮汁饮之。（《产书》）

妇人吹奶：赤小豆酒研，温服，以滓敷之。（熊氏）

妇人乳肿：小豆、莽草等分，为末，苦酒和敷佳。（《梅师方》）

金疮烦满：赤小豆一升，苦酒浸一日，熬燥再浸，满三日，令黑色，为末。每服方寸匕，日三服。（《千金方》）

六畜肉毒：小豆一升，烧研。水服三方寸匕，神良。（《千金方》）

叶

【主治】去烦热，止小便数（《别录》）。煮食，明目（日华）。

【附方】

小便频数：小豆叶一斤，入豉汁中煮，和作羹食之。（《食医心镜》）

小儿遗尿：小豆叶捣汁服之。（《千金方》）

芽

【主治】妊娠数月，经水时来，名曰漏胎；或因房室，名曰伤胎。用此为末，温酒服方寸匕，日三，得效乃止（时珍出《普济》）。

【别名】小豆、赤豆、红豆、红小豆、杜赤豆、朱赤豆。

【来源】为豆科植物赤小豆或赤豆的种子。

【形态特征】一年生半攀援草本。茎长可达1.8米，密被倒毛。三出复叶；叶柄长8～16厘米；托叶披针形或卵状披针形；小叶3枚，被针形、长圆状披针形，长6～10厘米，宽2～6厘米，先端渐尖，基部阔三角形或近圆形，全缘或具3浅裂，两面均无毛，纸质；小叶具柄，脉3出。总状花序腋生，小花多枚，花柄极短；小苞2枚，披针状线形，长约5毫米，具毛；萼短钟状，萼齿5；花冠蝶形，黄色，旗瓣肾形，顶面中央微凹，基部心形，翼瓣斜卵形，基部具渐狭的爪，龙骨瓣狭长，有角状突起；雄蕊10，二体，花药小；子房上位，密被短硬毛，花柱线形。荚果线状扁圆柱形。种子6～10颗，暗紫色，长圆形，两端圆，有直而凹陷的种脐。花期5～8月，果期8～9月。

【性味归经】甘，平。归脾、大肠、小肠经。

【功效主治】健脾利湿，散瘀血，解毒。主治痈肿脓血，下腹胀满，小便不利，水肿脚气，烦热，干渴，酒病，痢疾，黄疸，肠痔下血，乳汁不通；外敷治热毒痈肿，血肿，扭伤。

【用法用量】内服：煎汤，煮熟，研末等。

【使用禁忌】小便多者慎用赤小豆，以防伤津。

【精选验方】①利水消肿：赤豆同鲤鱼（或鲫鱼）煮汤服食。②水肿：赤豆200克，煮汤当茶饮。③通乳：赤豆250克，煮粥食。④产后恶露不下、腹痛：赤豆微炒，水煎代茶随意饮服。⑤误吞玻璃渣：赤豆适量煮熟，尽量饮服然后再服泻剂，赤豆和玻璃同大便排出。⑥腮腺炎、热疖：赤豆用水浸软，捣烂，用水或醋或蜂蜜或鸡蛋清适量，调成膏状，外敷患处。

【实用药膳】

赤豆鲤鱼

原料：赤小豆50克，陈皮、草果各6克，鲤鱼1条，葱、姜、鸡汤、青叶菜各适量。

制法：将活鲤鱼去鳞及内脏，洗净；赤小豆打碎，陈皮切成丝，草果打碎，共放入鱼腹之中。然后把鱼放在盆中，加入葱、姜、盐，倒入鸡汤，上笼屉蒸制；约1.5小时出笼，后将少许的青菜叶用汤略烫，投入鱼汤中即可。

用法：吃鱼喝汤。

功效：健脾利水。

适用：脾虚失运下肢浮肿者。

茯苓赤豆粥

原料：赤小豆100克，茯苓30克，小米50克。

制法：将茯苓拣去杂质，研为细末；赤小豆洗净后浸泡10小时以上，再将3味加水适量，共煮成粥。

用法：每日清晨空腹服。

功效：健脾益胃，消肿解毒。

适用：肥胖症，或用于减肥健美。

二豆炖黑鱼

原料：赤小豆、绿豆各50克，黑鱼1条（500克）；绍酒、姜、葱、盐、大蒜各适量。

制法：首先分别把洗净的赤小豆和绿豆去杂质，然后用清水浸泡2小时。把宰杀的黑鱼去鳃、内脏；姜切成片；葱切成段；把去皮的大蒜切成片。把黑鱼抹上绍酒、盐，放入炖锅内，注入600毫升的清水。加入赤小豆、绿豆、姜、葱、盐、大蒜，炖1小时即可。

用法：每日1次，每次吃黑鱼50克，随意吃赤小豆、绿豆，喝汤。

功效：除湿健脾，利水疏肝。

适用：适用于肝病腹水患者食用。

赤小豆粥

原料：赤小豆30克，粳米15克。

制法：赤小豆浸泡半日，与淘净粳米同煮成粥。

用法：早、晚服食。阳气虚者忌食。

功效：利水消肿，健脾益胃。

适用：脚气、疮痈、肿毒、浮肿等。

绿豆

（宋《开宝》）

【释名】时珍曰：绿以色名也。

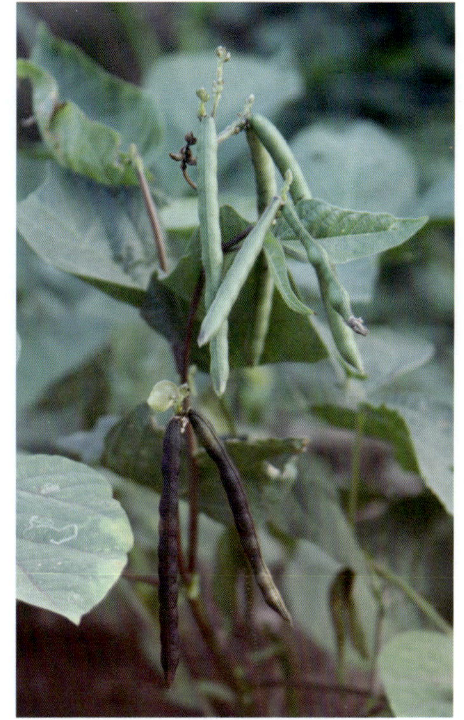

【气味】甘，寒，无毒。

【主治】煮食，消肿下气，压热解毒。生研绞汁服，治丹毒烦热风疹，药石发动，热气奔豚（《开宝》）。补益元气，和调五脏，安精神，行十二经脉，去浮风，润皮肤，宜常食之。煮汁，止消渴（孟诜）。治痘毒，利肿胀（时珍）。

【附方】

痘后痈毒（初起，以三豆膏治之神效）：绿豆、赤小豆、黑大豆等分，为末。醋调时时扫除，即消。（《医学正传》）

小儿丹肿：绿豆五钱，大黄二钱，为末，用生薄荷汁入蜜调涂。（《全幼心鉴》）

赤痢不止：以大麻子，水研滤汁，煮绿豆食之，极效。粥食也可。（《必效方》）

老人淋痛：青豆二升，橘皮二两，煮豆粥，下麻子汁一升。空心渐食之，并饮其汁，甚验。（《养老书》）

消渴饮水：绿豆煮汁，并作粥食。（《普济方》）

心气疼痛：绿豆廿一粒，胡椒十四粒，同研，白汤调服即止。

多食易饥：绿豆、黄麦、糯米各一升，炒熟磨粉。每以白汤服一杯，三五日见效。

绿豆粉

【气味】甘，凉、平，无毒。

【主治】解诸热，益气，解酒食诸毒，治发背痈疽疮肿，及汤火伤灼（吴瑞）。新水调服，治霍乱转筋，解诸药毒死，心头尚温者（时珍）。解菰菌、砒毒（汪颖）。

【附方】

疮气呕吐：绿豆粉三钱，干胭脂半钱，研匀。新汲水调下，一服立止。（《普济方》）

霍乱吐利：绿豆粉、白糖各二两，新汲水调服，即愈。（《生生编》）

解烧酒毒：绿豆粉荡皮，多食之即解。

解鸩酒毒：绿豆粉三合，水调服。

打扑损伤：用绿豆粉新铫炒紫，新汲井水调敷，以杉木皮缚定，其效如神。（《澹寮方》）

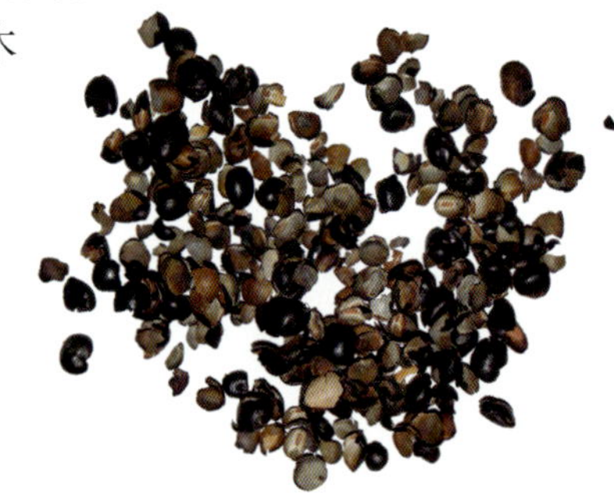

杖疮疼痛：绿豆粉炒研，以鸡子白和涂之，妙。（《生生编》）

外肾生疮：绿豆粉、蚯蚓

粪等分，研涂之。

暑月痱疮：绿豆粉二两，滑石一两，和匀扑之。一加蛤粉二两。（《简易方》）

一切肿毒（初起）：用绿豆粉炒黄黑色，猪牙皂荚一两，为末，用米醋调敷。皮破者油调之。（《邵真人经验方》）

豆皮

【气味】甘，寒，无毒。

【主治】解热毒，退目翳（时珍）。

【附方】

通神散（治癍痘目生翳）：绿豆皮、白菊花、谷精草等分，为末。每用一钱，以干柿饼一枚，粟米泔一盏，同煮干。食柿，日三服。浅者五七日见效，远者半月见效。（《直指方》）

豆荚

【主治】赤痢经年不愈，蒸熟，随意食之良（时珍出《普济》）。

豆花

【主治】解酒毒（时珍）。

豆芽

【气味】甘，平，无毒。

【主治】解酒毒热毒，利三焦（时珍）。

豆叶

【主治】霍乱吐下，绞汁和醋少许，温服（《开宝》）。

【别名】青小豆。

【来源】为豆科一年生草本植物绿豆的种子。

【形态特征】年生直立或顶端微缠绕草本。高约60厘米，被短褐色硬毛。三出复叶，互生；叶柄长9～12厘米；小叶3，叶片阔卵形至菱状卵形，侧生小叶偏斜，长6～10厘米，宽2.5～7.5厘米，先端渐尖，基部圆形、楔形或截形，两面疏被长硬毛；托叶阔卵形，小托叶线形。总状花序腋生，总花梗短于叶柄或近等长；苞片卵形或卵状长椭圆形，有长硬毛；花绿黄色；萼斜钟状，萼齿4，最下面1齿最长，近无毛；旗瓣肾形，翼瓣有渐窄的爪，龙骨瓣的爪截形，其中一片龙骨瓣有角；雄蕊10，二体；子房无柄，密被长硬毛。荚果圆柱形，长6～8厘米，宽约6毫米，成熟时黑色，被疏褐色长硬毛。种子绿色或暗绿色，长圆形。花期6～7月，果期8月。

【性味归经】味甘，性凉。归心、胃经。

【功效主治】清热解暑、利小便、解毒。主治暑热烦渴，疮毒痈肿，可解附子、巴豆毒。

【用法用量】内服：15～30克，煎服。外用：适量。

【使用禁忌】因绿豆性寒凉，脾胃虚寒之人不宜食用。

【精选验方】①中暑头晕，烦闷不安：绿豆50克，水煎服。②贫血：绿豆、大枣各50克，同煮，加红糖适量服用，每日1次。③一切痈肿疮疡，砒石、巴豆、附子等中毒：绿豆15～30克，研末，冷开水浸泡绞汁服或煮汤频饮。④腮腺炎：绿豆60克，煮至将熟，加白菜心2～3个，再煮20分钟，取汁顿服，每日1～2次。⑤痄疮：绿豆100克，鲤鱼1条（重约60～90克），煮熟喝汤吃肉豆，连服3～5日。⑥复发性口疮：绿豆适量，鸡蛋1个，将鸡蛋打入碗中调成糊状，绿豆放入沙锅内，冷水浸泡10～20分钟再煮沸，取煮沸绿豆冲入鸡蛋糊内饮用，每日早晚各1次。⑦中暑：绿豆500克，甘草30克，加水5 000毫升，煮至绿豆开花，冷后代茶饮。

【实用药膳】

绿豆大蒜汤

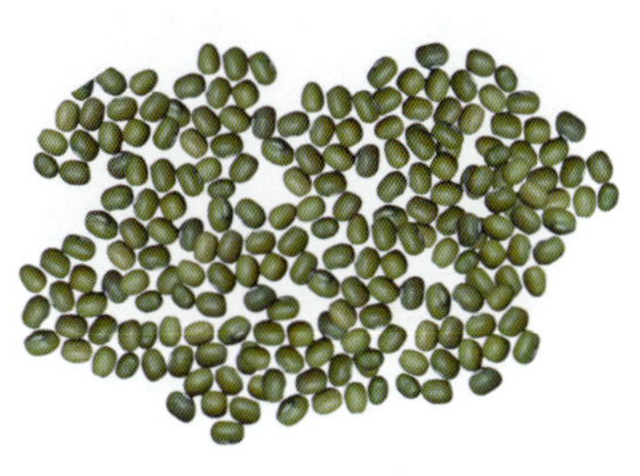

原料：绿豆250克，大蒜15克，白糖适量。

制法：首先把淘净的绿豆，和大蒜一同放入沙锅内，然后加入适量的水，共煮至绿豆熟烂，入白糖调味。

用法：分次酌量服用。

功效：清热利尿。

适用：肝硬化、肝癌引起的腹水患者。

绿豆荷叶粥

原料：绿豆50克，荷叶1张，粳米100克，白糖适量。

制法：首先分别把绿豆、荷叶和粳米洗净；然后先把绿豆放入锅内，倒入适量的水，置于武火上煮，水沸后，改文火继续煮至5成熟时，放入粳米，添加适量的水，改武火煮至水沸，再改文火继续煮，用荷叶当锅盖，盖于粥汤上，煮至米熟豆烂汤稠，加入白糖调味即成。

用法：每日1剂，分早、晚各服食1次。

功效：清热解毒，祛暑生津

适用：预防和治疗小儿痱子；也可用作暑季消夏解暑之品。

双豆百合粥

原料：绿豆、赤小豆、百合各30克，猪瘦肉100克，盐、味精、葱姜各适量。

制法：首先把猪肉切成丝，下锅时，加入姜葱、盐、味精炒熟。绿豆、赤小豆泡涨，同百合（切碎）入锅煮粥，待粥熟后，加入炒好的猪肉丝稍煮即可。

用法：每日早、晚温热服食。

功效：活血凉血，泽肤除斑。

适用：疱疹、夏天热痱。

莲子炖绿豆

原料：莲子100克，绿豆300克，白糖10克。

制法：将绿豆洗净，去泥沙、杂质；莲子浸泡一夜，去莲心。莲子、绿豆同放炖锅内，加水1 500克，置武火上烧沸，再用文火炖45分钟，加入白糖搅匀即成。

用法：温热食用。

功效：补脾健胃，清热解毒，美容驻颜。

适用：脾胃虚弱，面色无华等。

豌豆

（《拾遗》）

【释名】胡豆（《拾遗》），戎菽（《尔雅》），回鹘豆（《辽志》），青小豆（《千金》），麻累。

【气味】甘，平，无毒。

【主治】消渴，淡煮食之，良（藏器）。治寒热热中，除吐逆，止泄痢下，利小便、腹胀满（思邈）。煮饮，杀鬼毒心病，解乳石毒发。研末，涂痈肿痘疮。作澡豆，去，令人面光泽（时珍）。

【附方】

服石毒发：胡豆半升捣研，以水八合绞汁饮之，即愈。（《外台秘要》）

霍乱吐利：豌豆三合，香三两，为末，水三盏，煎一盏，分二服。（《圣惠方》）

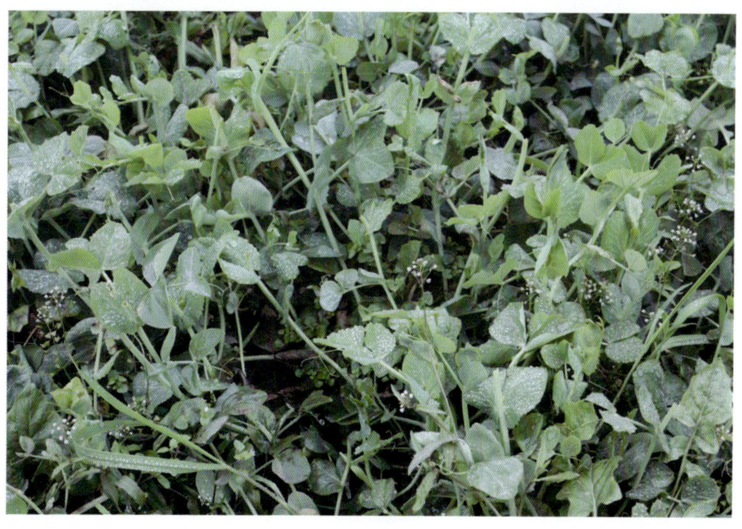

【别名】蹕豆、寒豆、毕豆、雪豆。

【来源】为豆科植物豌豆的种子。

【形态特征】一年生攀援草本，秃净而有粉霜，高1～2米。羽状复叶，互生，叶轴末端有羽状分枝的卷须；托叶卵形，叶状，常大于小叶，基部耳状，包围叶柄或茎，边缘下部有细牙齿；小叶2～6枚，阔椭圆形或矩形，长25～50毫米，全缘。花柄自叶腋抽出，较叶柄为短：花1～3朵，白色或紫色；萼钟形，5裂，裂片披针形。花冠蝶形，旗瓣圆形，翼瓣与龙骨瓣贴生；雄蕊10，成9与1两束；花柱扁平，顶端扩大，内侧具髯毛。荚果长椭圆形，长5～10厘米。种子2～10粒，球形。花期4～5月。

【性味归经】甘，平。归脾、胃经。

【功效主治】益脾和胃，生津止渴，和中下气，利小便，解疮毒。主治霍乱转筋、脚气、痈肿、脾虚气弱、或吐泻脾胃不和；产后乳汁不下；烦热口渴。

【用法用量】内服：煎汤。

【使用禁忌】豌豆，尤其是煮或炒熟的干豌豆不易消化，过食可引起消化不良、腹胀。

【精选验方】①辅助治疗糖尿：豌豆煮熟食用，每次30克，每日2次。②辅助治疗高血压、冠心病：将豌豆苗，洗净捣烂，榨取汁液，每次饮50毫升，每日2次。③小儿、老人便秘：将鲜豌豆200克煮烂，捣成泥，与炒熟的核桃仁200克，加水200毫升，煮沸，每次50毫升，温服，每日2次。

【实用药膳】

豌豆粥

原料：豌豆250克，白糖、红糖各75克，糖桂花、糖玫瑰各5克。

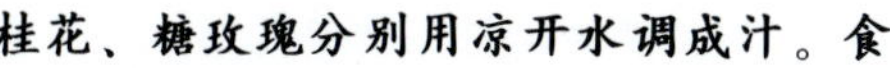

制法：首先将淘洗干净的豌豆，放入锅内，加水1 000毫升，置旺火上煮沸，撇去浮沫后用小火煮熬至豌豆酥烂；然后再把糖桂花、糖玫瑰分别用凉开水调成汁。食用时，先在碗内放上白糖、红糖，盛入豌豆粥，再加上少许桂花汁、玫瑰汁，搅拌均匀即可。

用法：早餐食用。

功效：健脾和胃。

适用：脾胃气虚、食纳欠佳者。

豌豆粳米粥

原料：粳米50克，豌豆、胡萝卜各30克，盐1克，味精0.5克。

制法：将豌豆、胡萝卜清洗干净，胡萝卜切成丁，然后把两味与粳米一同放入锅中，加水煮成粥，出锅前调入盐、味精即可。

用法：每日早、晚食用。

功效：清热解毒，调和脾胃。

适用：食欲不振、水肿症、脚气病等患者食用。

豌豆苗汤

原料：豌豆苗100克，油、盐、味精各适量。

制法：豌豆苗洗净，沥干，将食油放入碗内烧热，加水、盐、味精，沸滚时将汤倒入盛有豌豆苗的大碗内，汤味清淡而醇香。

用法：随意饮用。

功效：利尿，解酒毒。

适用：水肿、酒精中毒等。

豌豆牛奶羹

原料：豌豆250克，牛奶60克，湿淀粉25克，白糖适量。

制法：先将豌豆洗净，放入锅中熬煮熟烂，取出制成豆泥。烧锅放水煮沸，倒入豆泥和白糖，搅拌均匀，稍煮片刻，加入牛奶，勾入湿淀粉，片刻即成。

用法：随意饮用。

功效：补虚益气，祛瘀解毒。

适用：脂肪肝、单纯性肥胖症等。

豌豆桂花汤

原料：豌豆200克，白糖、藕粉各30克，桂花5克。

制法：将豌豆洗净放锅内，加水和少量的食碱，煮开，转小火煨烂，凉后过筛成豌豆泥。豌豆泥倒入汤锅，放清水烧开，放白糖、糖桂花，用冷开水调匀的藕粉勾芡，倒入汤碗即可。

用法：每日早、晚分次食用。

功效：健脾益气，清暑解毒。

适用：暑热症、消化性溃疡、痔疮出血等。

豌豆虾仁

原料：豌豆250克，虾仁100克，鸡蛋1个，调料适量。

制法：将豌豆、虾仁洗净，油锅上火，五成热时放入虾仁，虾仁变白后，放入豌豆，翻炒片刻。加入葱、鲜汤、盐、味精、黄酒，勾入淀粉芡即成。

用法：佐餐食用。

功效：健脾和胃，益精助阳。

适用：阳痿、早泄、慢性前列腺炎等。

豌豆肉丝鸡蛋粥

原料：豌豆150克，猪瘦肉100克，鸡蛋2个，大米150克，姜丝、葱末、盐、味精、料酒、麻油各适量。

制法：猪肉切丝，豌豆泡软。锅下豌豆、大米煮粥至沸，加进猪肉、姜葱、盐、料酒熬煮成粥，再打入鸡蛋，调入麻油、味精即成。

用法：每日早晚服食，15日为1个疗程。

功效：和中下气，滋补肾阴。

适用：下肢浮肿。

蚕豆

（《食物》）

【释名】胡豆。

【气味】甘、微辛，平，无毒。

【主治】快胃，和脏腑（汪颖）。

苗

【气味】苦、微甘，温。

【主治】酒醉不省，油盐炒熟，煮汤灌之，效（颖）。

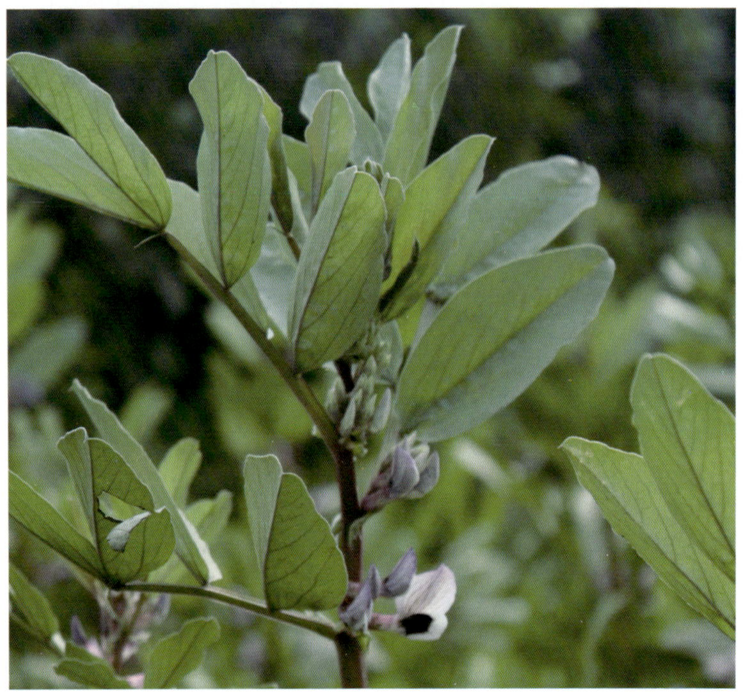

【别名】佛豆、胡豆、南豆、马齿豆。

【来源】为豆科植物蚕豆的种子。

【形态特征】越年或一年生草本，高30～180厘米。茎直立，不分枝，无毛。偶数羽状复叶；托叶大，半箭头状，边缘白色膜质，具疏锯齿，无毛，叶轴顶端具退化卷须；小叶2～6枚，叶片椭圆形或广椭圆形至长形，先端圆形或钝，具细尖，基部楔形，全缘。总状花序腋生或单生，总花梗极短；萼钟状，膜质，长约1.3厘米，5裂，裂片披针形，上面2裂片稍短；花冠蝶形，白色，具红紫色斑纹，旗瓣倒卵形，先端钝，向基部渐狭，翼瓣椭圆形，先端圆，基部作耳状三角形，一侧有爪，龙骨瓣三角状半圆形，有爪；雄蕊10，二体；子房无柄，无毛，花枝先端背部有一丛白色髯毛。荚果长圆形，肥厚，长5～10厘米，宽约2厘米。种子2～4颗，椭圆形，略扁平。花期3～4月，果期6～8月。

【性味归经】甘，平。归脾、胃经。

【功效主治】健脾利湿。主治记忆力减退，动脉硬化等。

【用法用量】煮食，煎汤，研末等。

【使用禁忌】食蚕豆要适量，否则易引起腹胀。

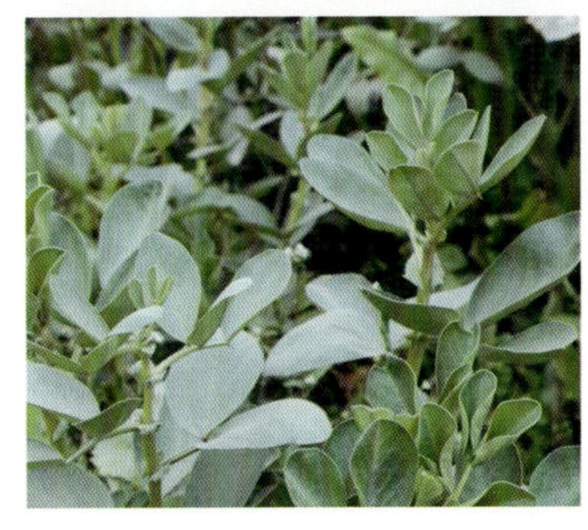

【精选验方】①吐血鼻血、妇女白带：蚕豆花阴干研末，每次10克，用开水冲服。②高血压，咳血：蚕豆花10克，开水泡当茶饮。③胎漏：蚕豆壳炒熟研末，每次10克，加白糖少许，开水调服。④产后风：蚕豆壳炒熟

研末，每次10克，用黄酒送服。⑤膈食：蚕豆磨粉，每次10克，红糖调食。⑥黄水疮：蚕豆壳烧炭研末，加黄丹少许，用香油调敷患处。⑦天疱疮：蚕豆壳烧炭研末，或加冰片少许，用香油调敷患处。⑧产后腹痛：蚕豆梗苗150克，水煎加甜酒服。

【实用药膳】

蚕豆粥

原料：陈蚕豆30～50克，粳米100克。

制法：先将陈蚕豆磨为细粉备用；粳米入沙锅加水800毫升左右，以文火先煮粥，待粥将熟时，将蚕豆粉撒入粥内，搅匀稍煮片刻即可。

用法：每日早、晚温热顿服。

功效：健脾胃，消水肿，降血脂。

适用：脾胃气虚所致的食欲不振，腹胀腹泻，消化不良，贫血引起的水肿，慢性肾炎水肿，高血压，高血脂症等。

蚕豆牛腩汤

原料：蚕豆500克，牛肉250克，麻油、味精、盐适量。

制法：将蚕豆清洗干净，牛肉洗净切成块，然后二者一同入锅，加水适量，熬煮熟烂，放上麻油、盐、味精，搅拌均匀即成。

用法：佐餐食用。

功效：益气强筋，清热利湿。

适用：泌尿系统感染、慢性前列腺炎、贫血等。

蚕豆大米粥

原料：蚕豆50克，大米100克。

制法：将蚕豆、大米清洗干净，放入锅中，加水适量，大米煮成黏粥即成。

用法：早餐食用。

功效：清热利湿，补益脾胃。

适用：消化性溃疡、肾炎水肿等。

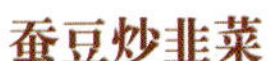

蚕豆炒韭菜

原料：鲜蚕豆400克，韭菜250克，酱油10克、葱10克，姜5克、盐5克，味精3克，植物油50克。

制法：将鲜蚕豆洗净（干品用水泡发一昼夜，煮熟，沥干水分）；韭菜洗净，去黄叶，切3厘米长的段；姜切片，葱切段。炒锅置武火上烧热，下入植物油，烧至六成热，下入姜、葱爆香，随即下入蚕豆炒熟，再放入韭菜、盐、酱油、味精，炒至韭菜熟透即成。

用法：佐餐食用。

功效：止血，降压，壮阳。

适用：吐血、便血、衄血、高血压、阳痿等。

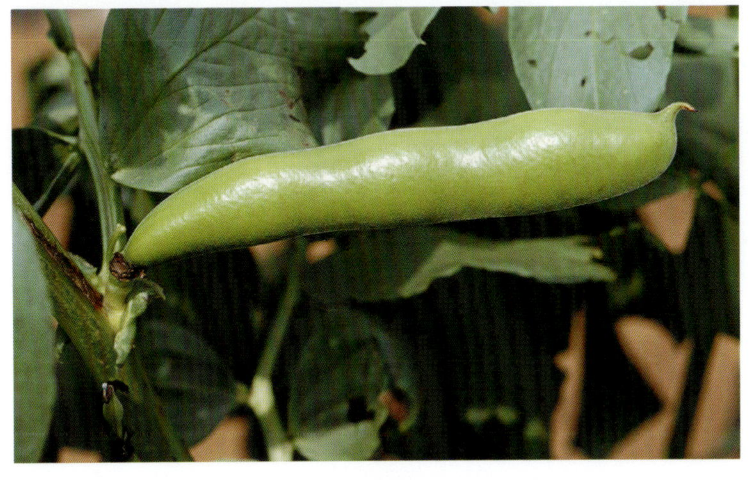

豇豆 （《纲目》）

【释名】䜵䝈。

【气味】甘、咸，平，无毒。

【主治】理中益气，补肾健胃，和五脏，调营卫，生精髓，止消渴，吐逆泄痢，小便数，解鼠莽毒（时珍）。

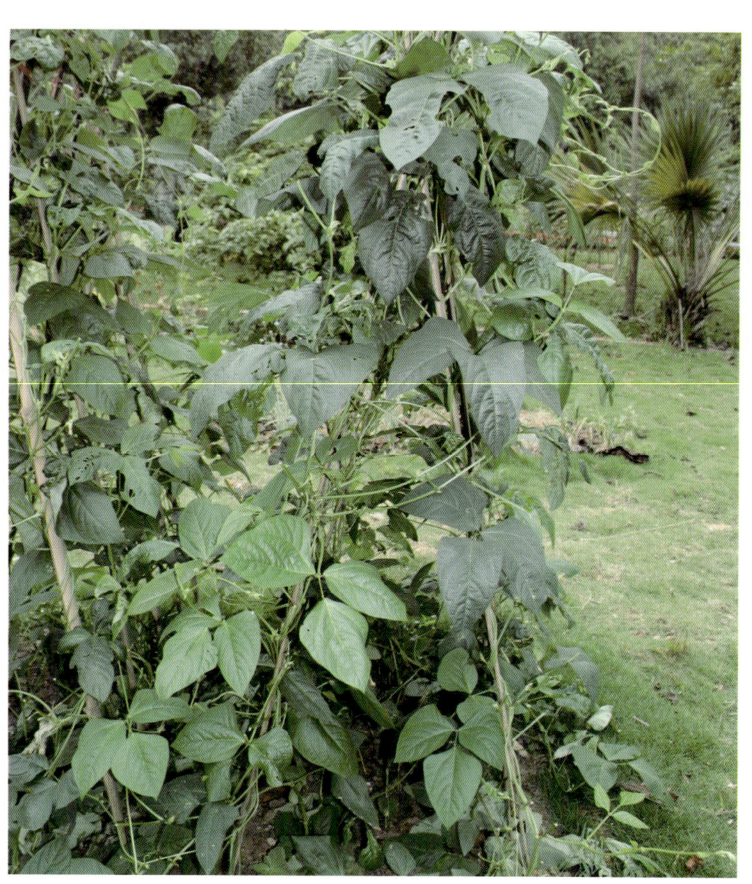

【别名】羊角、豆角、角豆、腰豆、长豆、茳豆、浆豆。

【来源】为豆科植物豇豆的种子。

【形态特征】一年生缠绕草本。茎无毛或近无毛。三出复叶，互生；顶生小叶片菱状卵形，先端急尖，基部近圆形或宽楔形，两面无毛，侧生小叶稍小，斜卵形；托叶菱形，长约1厘米，着生处下延成一短距。总状花序腋生，花序较叶短，着生2~3朵花；小苞片匙形，早落；萼钟状，萼齿5，三角状卵形，无毛；花冠蝶形，淡紫色或带黄白色，旗瓣、翼瓣有耳，龙骨瓣无耳；子房无柄，被短柔毛，花柱顶部里侧有淡黄色髯毛。荚果条形，下垂，长20~30厘米，宽在1厘米以内，稍肉质而柔软。种子多颗，肾形或球形，褐色。花期6~9月，果期8~10月。

【性味归经】甘，咸，平。归脾、肾经。

【功效主治】健脾利湿，补肾涩精。主治脾胃虚弱，泄泻，痢疾，吐逆，消渴，肾虚腰痛，遗精，白带，白浊，小便频数。

【用法用量】内服：煎汤，30~60克；或煮食；或研末，6~9克。外用：适量，捣敷。

【使用禁忌】气滞便结者禁用。

【精选验方】①食积腹胀，嗳气：生豇豆适量，细嚼咽下，或捣绒泡冷开水服。②白带，白浊：豇豆、空心菜各适量。炖鸡肉服。③蛇咬伤：豇豆、山慈姑、樱桃叶、黄豆叶各适量，捣绒外敷。

【实用药膳】

豇豆炖鸡肉

原料：豇豆200克，藤藤菜（蕹菜）200克，净鸡肉250克，葱、生姜、盐、味精各适量。

制法：将豇豆淘洗干净；藤藤菜洗净，切碎，用白纱布包好，扎紧；与洗净切块的鸡肉一起放入沙锅内，摆上葱节、姜片，加水适量，先用武火烧沸，后改用文火炖1小时，拣去葱节、姜片和纱布药包，加入盐、味精即可服食。

用法：佐餐食用。

功效：健脾补肾，清热解毒。

适用：白带、白浊。

豇豆冬瓜汤

原料：豇豆100克，冬瓜400克，盐、味精各2克。

制法：先将豇豆清洗干净，放入清水中浸泡1小时；冬瓜去皮切成小块备用；再将两味一同放入锅中，加适量的清水煮至冬瓜、豇豆熟透，调入盐、味精即可。

用法：佐餐食用。

功效：清热利尿。

适用：肾炎所致的腰痛、浮肿者。

薏苡仁煮豇豆

原料：薏苡仁100克，豇豆200克，菱角10克，白糖15克。

制法：将薏苡仁淘洗干净，浸透；菱

角洗净，去壳；豇豆去两端及筋，洗净，切成4厘米的段。薏苡仁、菱角、豇豆放入锅内，加水适量，置武火上烧沸，再用文火煮熟，加入白糖即成。

用法：佐餐食用。

功效：清热利湿，抗癌消肿。

适用：湿痹、筋脉拘挛、屈伸不利、水肿、脚气、肺痈、胃癌等。

莲子煮豇豆

原料：莲子肉50克，豇豆30克，白糖适量。

制法：将莲子肉和豇豆洗净放碗中，用温水泡发，莲子去心。莲子肉和豇豆放入锅内，加适量水，用武火烧沸，再用文火煮至烂熟，加入白糖即成。

用法：佐餐食用。

功效：健脾益肾，养心安魄。

适用：更年期肾不旺所致心魄不充、不寐、健忘等。

金银花豇豆

原料：豇豆500克，金银花、葱、生姜、湿淀粉各10克，料酒、油各15克，味精3克，盐6克。

制法：将豇豆去两端及筋，洗净，切成4厘米长的段；金银花洗净；葱切段，姜切片。炒锅置火上烧热，加入油，烧至五成热，下入姜、葱炒香，放入豇豆，料酒翻炒片刻，加入清水，把豇豆煮熟，加入金银花、盐、味精搅匀，用湿淀粉勾芡即成。

用法：任意食用。

功效：清热，健脾胃，益中气。

适用：口渴、消渴、肥胖症患者。

豇豆大枣粥

原料：鲜豇豆、大米各100克，大枣8枚，蜂蜜50克。

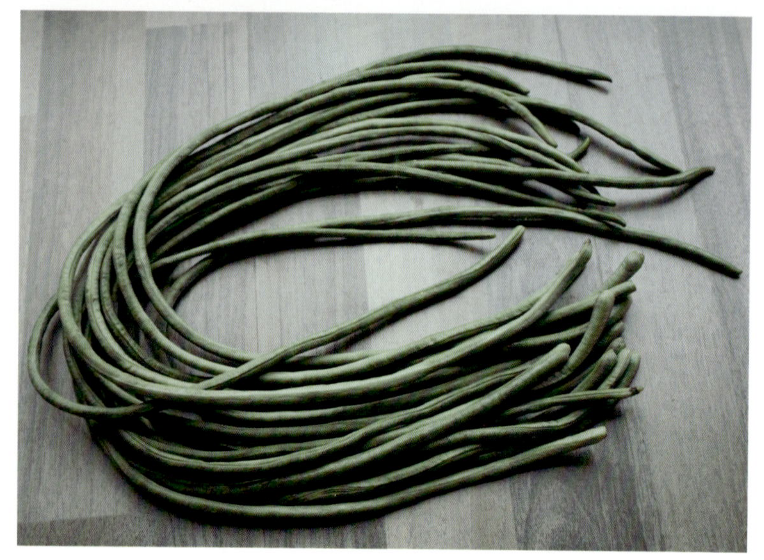

制法：锅下大米、大枣、豇豆同煮成粥，调入蜂蜜即成。

用法：每日早晨服食，15日为1个疗程。

功效：补肾生精，健脾理气。

适用：脾虚水肿。

豇豆鸡肉粥

原料：豇豆仁50克，鸡肉100克，大米120克。

制法：豇豆仁泡涨，鸡肉切丝。米淘净，与豇豆同煮粥，临熟时下鸡肉煮熟即可。

用法：每日早、晚餐用，15～20日为1个疗程。

功效：补肾健脾，温中益气。

适用：妇女月经不调、白带增多等。

扁豆

（《别录中品》）

【释名】沿篱豆（俗），蛾眉豆。

白扁豆

【气味】甘，微温，无毒。

【主治】和中，下气（《别录》）。补五脏，主呕逆。久服头不白（孟诜）。疗霍乱吐利不止，研末和醋服之（苏恭）。行风气，治女子带下，解酒毒、河豚鱼毒（苏颂）。解一切草木毒，生嚼及煮汁饮，取效（甄权）。止泄痢，消暑，暖脾胃，除湿热，止消渴（时珍）。

【附方】

霍乱吐利：扁豆、香薷各一升，水六升，煮二升，分服。（《千金方》）

霍乱转筋：白扁豆为末，醋和服。（《普济方》）

消渴饮水：金豆丸，用白扁豆浸去皮，为末，以天花粉汁同蜜和，丸梧子大，金箔为衣。每服二三十丸，天花粉汁下，日二服。忌炙酒色。次服滋肾药。（《仁存堂方》）

赤白带下：白扁豆炒为末，用米饮每服二钱。

中砒霜毒：白扁豆生研，水绞汁饮并。（《永类方》）

六畜肉毒：白扁豆烧存性研，涂水服之，良。（《事林广记》）

诸鸟肉毒：生扁豆末，冷水服之。（《事林广记》）

恶疮痂痒（作痛）：以扁豆捣封，痂落即愈。（《肘后方》）

花

【主治】女子赤白带下，干末，米饮服之（苏颂）。焙研服，治崩带。作馄饨食，治泄痢。擂水饮，解中一切药毒垂死，功同扁豆（时珍）。

【附方】

血崩不止：白扁豆花焙干，为末。每服二钱，空心炒米煮饮，入盐少许，调下即效。（《奇效良方》）

一切泄痢：白扁豆花正开者，择净勿洗，以滚汤瀹过，和小猪脊肉一条，葱一根，胡椒七粒，酱汁拌匀，就以瀹豆花汁和面，包作小馄饨，炙熟食之。（《必用食治方》）

叶

【主治】霍乱吐下不止（《别录》）。吐利后转筋，生

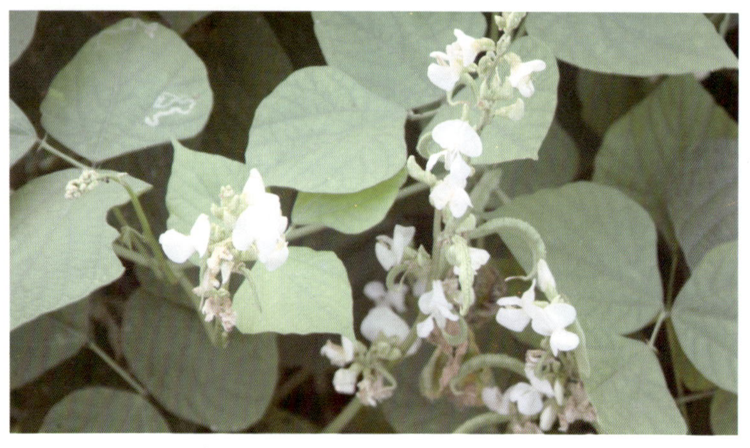

捣一把，入少酢绞汁服，立瘥（苏恭）。醋炙研服，治瘕疾（孟诜）。

藤

【主治】霍乱，同芦、人参、仓米等分，煎服（时珍）。

【别名】藊豆、南扁豆、沿篱豆、蛾眉豆。

【来源】为豆科植物扁豆的白色种子。

【形态特征】一年生缠绕草质藤本，长达6米。3出复叶；小叶片阔卵形，长5～9厘米，宽6～10厘米，先端尖，基部广楔形或截形，全缘，两面被疏毛，侧生小叶较大，斜卵形；叶柄长4～12厘米；托叶细小，披针形。总状花序腋生，通常2～4朵聚生于花序轴的节上；小苞片2，早落；花萼钟状，萼齿5，边缘密被白色柔毛；花冠蝶形，白色或淡紫色，旗瓣卵状椭圆形，基部两侧有2附属体，并下延为2耳，翼瓣斜椭圆形，龙骨瓣舟状；雄蕊10，2束；子房线形，被柔毛，基部有腺体，柱头头状，疏生白色短毛。荚果长椭圆形，扁平，微弯，长5～8厘米，先端具弯曲的喙。种子2～5粒，长方状扁圆形，白色、黑色或红褐色。花期7～8月，果期9月。

【性味归经】甘，微温。归脾、胃经。

【功效主治】健脾、化湿，消暑。主治脾虚兼湿，食少便溏，湿浊下注，妇女带下过多，暑湿伤中，吐泻转筋等。

【用法用量】内服：煎汤，9～20克。健脾胃宜用炒扁豆，治暑湿解毒宜用生扁豆。

【使用禁忌】患寒热病者，不可食。患疟者忌之。

【精选验方】①妇女脾虚带下，色白：扁豆子60克（或嫩扁豆荚果120克），以食油、盐煸炒后，加水煮熟食。每日2次，连食1周。②脾虚水肿：炒扁豆30克，茯苓15克。研为细末，每次3克，加红糖适量，用沸水冲调服。③湿浊阻滞，脾胃不和，呕吐腹泻，小便不利：扁豆30克，香薷15克。加水煎汤，分2次服。

【实用药膳】

人参扁豆粥

原料：白扁豆5～10克，人参2～5克，粳米50克。

制法：先煮扁豆，将熟时入米同煮成粥，同时单煎人参取汁，粥熟时将人参汁兑入，调匀即可。

用法：温热食用，每日1次。

功效：健脾止泻，益精补肺。

适用：久泻不止，脾胃虚弱，或小儿吐泻交作。

白扁豆粥

原料：炒白扁豆20克，粳米60克，红糖适量。

制法：先将扁豆用温水浸泡一宿，与粳米同入沙锅，加水以文火煮至粥稠味香，停火紧焖5～7分钟即可，后放入红糖，煮粥时扁豆一定要熬烂熟透。

用法：每日早、晚温热服食。

功效：益气健脾，清暑止泻。

适用：脾胃气虚所致的食欲不振、呃逆呕吐、慢性久泻、妇女赤白带下及夏季烦渴、暑湿吐泻等。

扁豆山楂粥

原料：扁豆15克，葡萄干15克，山楂15克，白糖适量。

制法：将扁豆洗净，放入锅中，加水适量，煮软至酥。放入白糖、山楂、葡萄干，搅拌均匀即成。

用法：早、晚餐分食。

功效：健脾化湿，化痰止呕。

适用：呕吐、腹泻、白带过多等。

扁豆小米粥

原料：小米100克，扁豆25克。

制法：将扁豆洗净烘干，研为细末，备用。小米洗净，放入沙锅，加水适量，熬煮成粥，调入扁豆末，搅拌均匀，小火微煮20分钟即成。

用法：早餐食用。

功效：清热解毒，利湿止渴。

适用：糖尿病、慢性肝炎等。

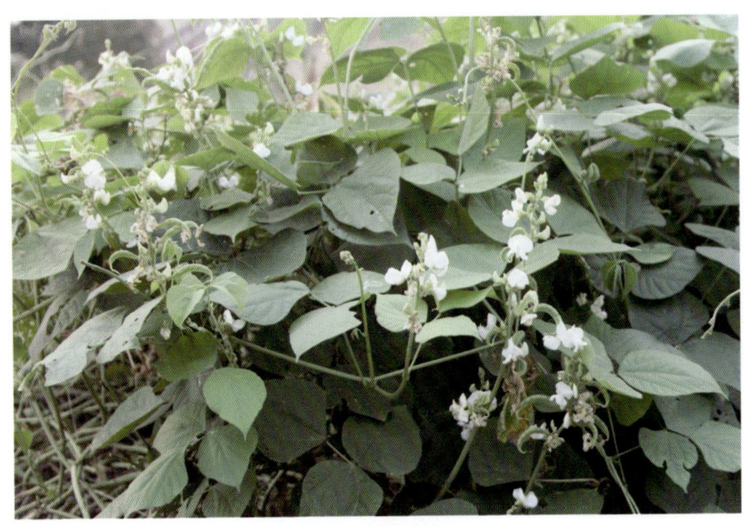

刀豆

（《纲目》）

【释名】 挟剑豆。

【气味】 甘，平，无毒。

【主治】 温中下气，利肠胃，止呃逆，益肾补元（时珍）。

【别名】 刀豆子、关刀豆、马刀豆、挟剑豆、刀巴豆。

【来源】 本品为豆科植物刀豆的干燥成熟种子。

【形态特征】 一年生缠绕草质藤本，长达3米。茎无毛。三出复叶；叶柄长7～15厘米；顶生小叶宽卵形，先端渐尖或急尖，基部阔楔形，侧生小叶偏斜，基部圆形；具短柄；托叶细小。总状花序腋生，花疏，有短梗；苞片卵形，早落；花萼钟状，萼管长约1.5厘米，二唇形，上萼2裂片大而长，下唇3裂片小而不明显；花冠蝶形，淡红色或淡紫色，长3～4厘米，旗瓣圆形，翼瓣较短，约与龙骨瓣等长，龙骨瓣弯曲；雄蕊10，连合为单体，对着旗瓣的1枚基部稍离生，花药同型；子房具短柄，被毛。荚果大而扁，长10～30厘米，直径3～5厘米，被伏生短细毛，边缘有隆脊，先端弯曲成钩状。花期6～7月，果期8～10月。

【性味归经】 甘，温。归胃、肾经。

【功效主治】 温中下气，补肾助阳。主治虚寒呃逆，呕吐。

【用法用量】 煮食，研末，煎汤等。刀豆的嫩豆荚可炒食、煮食、焖烧或腌渍。

【使用禁忌】刀豆属于滋补性食物，胃肠热盛者忌食。中药学中刀豆用的是刀豆的成熟种子，食疗中用的是嫩刀豆连子带荚壳，二者不同。

【精选验方】①脾胃虚弱，呕逆上气：刀豆子适量，研为细末，温开水送下，每次服6～9克。②久痢、久泻、饮食减少：嫩刀豆120克，蒸熟，蘸白糖细细嚼食。③肾虚腰痛或妊娠期腰痛：猪肾1个，剖开，将刀豆子10克研为细末，放入其中，外用白菜、荷叶之类包裹，置火灰中煨熟，除去包裹物，切碎嚼食。

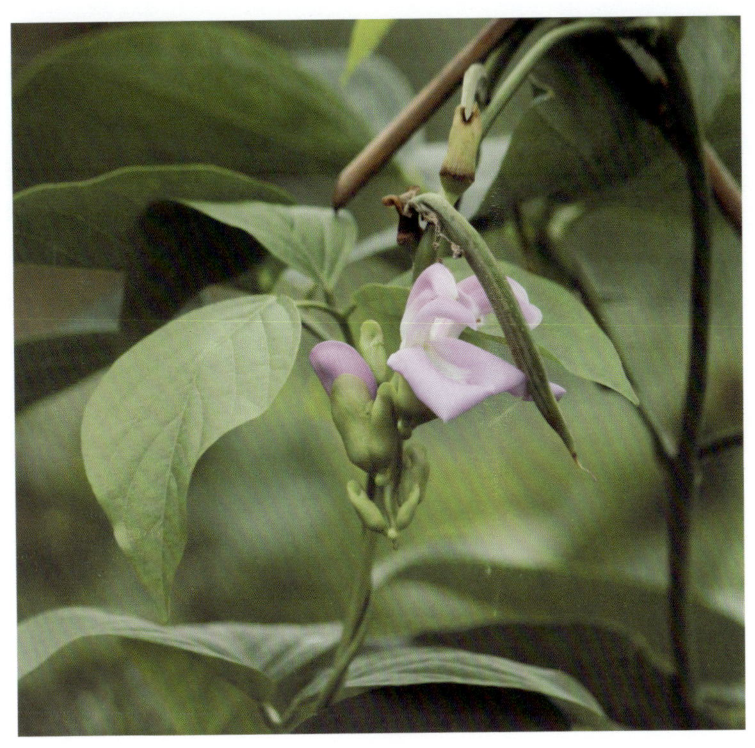

【实用药膳】

刀豆炒香菇

原料：鲜刀豆250克，水发香菇50克。

制法：首先把洗净的刀豆切成段；把用温水浸泡的香菇洗净，然后切成丝。将以上两物放入烧热的素油锅内，翻炒至熟，加入适量的清水、细盐、味精即可。

用法：佐餐，可常食。

功效：温中补肾，补气益胃。

适用：脾肾阳虚型肺源性心脏病。

刀豆粥

原料：刀豆50克，猪腰子100克，水发香菇50克，葱、姜末、盐、味精、胡椒粉、料酒各适量，籼米200克，小麻油20毫升。

制法：首先将籼米淘洗干净，并加入适量开水在锅内，小火熬煮，再将猪腰子、水发香菇切成小丁，然后将小麻油下锅，烧热后加入刀豆子、猪腰子、香菇一起翻炒，再依次加入料酒、盐、葱、姜末、胡椒粉、味精拌炒入味，待籼米煮成粥时，将其加入粥内，稍煮片刻即可。

用法：脾胃不足者宜长期食用此粥。

功效：温中补脾，滋肾壮腰。

适用：肾虚腰痛，中寒呃逆。

刀豆煲猪腰

原料：刀豆10粒，猪腰1个（切成小块）。

制法：加水2碗煎成1碗，加盐少许调味。

用法：食猪腰饮汤（刀豆可不吃）。

功效：补肾，温中。

适用：肾虚腰疼、慢性腰肌劳损、肾虚耳聋、遗精等。

刀豆乌荠汤

原料：刀豆30克，乌梅5克，荠菜花40克。

制法：先将刀豆、乌梅一同放入锅中，加适量的清水煎煮20分钟，后放入荠菜花，再煎20分钟，滤出药液即可。

用法：每日1剂，分2次温服。

功效：消炎止血。

适用：肾炎、膀胱癌及尿血等。

刀豆粳米粥

原料：刀豆25克，粳米100克，生姜5克。

制法：将粳米洗净，与洗净的刀豆生姜片一同放入锅中，加水适量，大火煮沸成粥即成。

用法：早餐食用。

功效：温中和胃。

适用：呃逆、虚寒胃痛等。

黄精煮刀豆

原料：黄精30克，刀豆400克，姜、香油各5克，葱10克，盐4克，味精3克，油50克。

制法：将黄精润透，切薄片，洗净；刀豆去头尾洗净，去杂质；姜切片，葱切段。炒锅置武火上烧热，加入植物油，烧至六成热，加入姜、葱爆香，随即下入刀豆、黄精，加清水800毫升，加入香油，用文火煮45分钟，加入盐、味精即成。

用法：佐餐食用。

功效：补中益气，滋阴美容。

适用：阴虚、面色无华等。

大豆豉 （《别录中品》）

【释名】时珍曰：按刘熙《释名》云，豉，嗜也。调和五味，可甘嗜也。许慎《说文》谓豉为配盐幽菽者，乃咸豉也。

淡豉

【气味】苦、寒，无毒。

【主治】伤寒头痛寒热，瘴气恶毒，烦躁满闷，虚劳喘吸，两脚疼冷。杀六畜胎子诸毒（《别录》）。治时疾热病发汗。熬末，能止盗汗，除烦。生捣为丸服，治寒热风，胸中生疮。煮服，治血痢腹痛。研涂阴茎生疮（《药性》）。下气调中，治伤寒温毒发癍呕逆（时珍）。

蒲州豉

【气味】咸，寒，无毒。

【主治】解烦热热毒，寒热虚劳，调中发汗，通关节，杀腥气，伤寒鼻塞。陕州豉汁：也除烦热（藏器）。

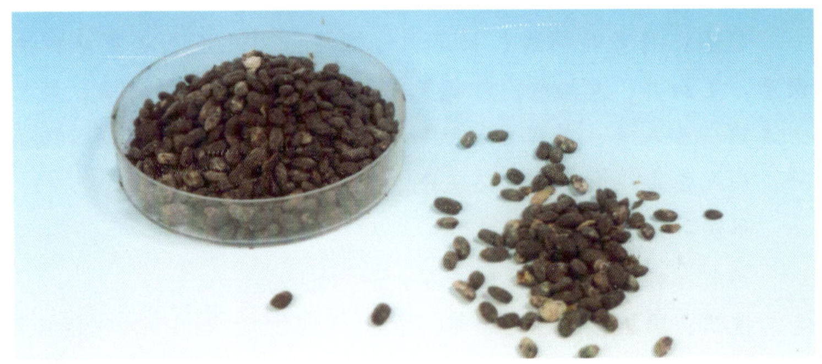

【附方】

伤寒余毒：用豉五合微炒，以酒一升半，同煎五七沸，任性饮之。（《简要济众》）

伤寒暴痢：以豉一升，薤白一握，水三升，煮薤熟，纳豉更煮，色黑去豉，分为二服。（《药性论》）

血痢不止：用豉，大蒜等分，杵丸梧子大。每服三十丸，盐汤下。（《王氏博济》）

赤白重下：葛氏用豆豉熬小焦，捣服一合，日三。或炒焦，以水浸汁服，也验。（《外台秘要》）用豉心炒为末一升，分四服，酒下，入口即断也。

疟疾寒热：煮豉汤饮数升，得大吐即愈。（《肘后方》）

盗汗不止：以豉一升微炒香，清酒三升渍三日，取汁冷暖任服。不瘥更作，三两剂即止。

风毒膝挛，骨节痛：用豉三五升，九蒸九曝，以酒一斗浸经宿，空心随性温饮。（《食医心镜》）

头风疼痛：豉汤洗头，避风取瘥。（《孙真人方》）

喉痹不语：煮豉法一升服，覆取汗；仍着桂末于舌下，咽之。（《千金方》）

咽生息肉：盐豉和捣涂之。先刺破出血乃用，神效。（《圣济总录》）

口舌生疮（胸膈疼痛者）：用焦豉末，含一宿即瘥。（《圣惠方》）

堕胎血下，烦满：用豉一升，水三升，煮三沸，调鹿角末方寸匕。（《子母秘录》）

妊娠动胎：豉汁服妙。华佗方也。（《子母秘录》）

妇人难产：以胜金散逐其败血，即顺矣。用盐豉一两，以旧青布裹了，烧赤乳细，入麝香一钱，为末。取秤锤烧红淬酒，调服一大盏。（《郭稽中方》）

小儿胎毒：淡豉煎浓汁，与三五口，其毒自下。又能助

脾气，消乳食。（《圣惠方》）

小儿丹毒，作疮出水：豉炒烟尽为末，油调敷之。（《姚和众方》）

小儿头疮：以黄泥裹煨熟取研，以莼菜油调敷之。（《胜金方》）

一切恶疮：熬豉为末敷之，不过三四次，出。（《杨氏产乳》）

【别名】豆豉、香豉、淡豉、大豆豉。

【来源】为豆科植物大豆黑色的成熟种子经蒸罨发酵等加工而成。

【形态特征】一年生直立草本，高60～180厘米。茎粗壮，密生褐色长硬毛。叶柄长，密生黄色长硬毛；托叶小，披针形；三出复叶，顶生小叶菱状卵形，长7～13厘米，宽3～6厘米，先端渐尖，基部宽楔形或圆形，两面均有白色长柔毛，侧生小叶较小，斜卵形；叶轴及小叶柄密生黄色长硬毛。总状花序腋生；苞片及小苞片披针形，有毛；花萼钏状，萼齿5，披针形，下面1齿最长，均密被白色长柔毛；花冠小，白色或淡紫色，稍较萼长；旗瓣先端微凹，翼瓣具1耳，龙骨瓣镰形；雄蕊10，二体；子房线形，被毛。荚果带状长圆形，略弯，下垂，黄绿色，密生黄色长硬毛。种子2～5颗，黄绿色或黑色，卵形至近球形，长约1厘米。花期6～7月，果期8～10月。

【性味归经】辛、甘，微苦，寒。归肺、胃经。

【功效主治】解表，除烦。主治发热，恶寒头痛，无汗，胸中烦闷，恶心欲呕。

【用法用量】内服，煎汤，6～12克，或入丸剂；外用：捣敷或炒焦研末调敷。

【使用禁忌】脾胃虚弱者慎用。

【精选验方】①风寒感冒：淡豆豉10克，葱白5克，生姜3片，水煎服，每日1剂。②解除感冒初期的头痛：淡豆豉20克，生姜六七片煮汤一碗，乘热饮之，饮后覆被小睡。③风寒阳虚感冒：淡豆豉10克，葱白3根，水煎服。④断奶乳胀：淡豆豉250克，水煎，服一小碗，余下洗乳房。⑤盗汗不止：淡豆鼓100克，微炒香，白酒500毫升，浸泡3日，取汁冷暖任意服，连用3剂。⑥伤寒吐下后，心中烦闷：淡豆豉10克，山栀子14个，煎水、去渣，每服半杯，得吐即愈。⑦暴痢腹痛：淡豆豉12克，薤白10克（切碎），用水先煮薤白，放入豆豉再煮，至汤色黑，去豆豉，分2次服用。

【实用药膳】

冬瓜豆豉粥

原料：冬瓜500克（连皮、切片），淡豆豉、粳米各50克。

制法：将冬瓜与淡豆豉、粳米同入水熬粥。

用法：早餐食用。

功效：清热祛暑，通淋利尿。

适用：外感暑湿之邪、膀胱气化失利所致泌尿道感染，症状特征为小便短涩、溺道灼痛。

豆豉羊肉汤

原料：生姜15克，豆豉50克，羊肉100克，盐适量。

制法：将上述3味同放沙锅中，煮至羊肉烂熟，加盐适量，调味即可。

用法：月经前10日，每日1次，连服3～5日。

功效：温经散寒。

适用：血寒性月经后期。

杞豉粥

原料：枸杞子叶15克，豆豉汁少许，粳米100克。

制法：枸杞子叶切碎，加入豆豉汁少许，粳米加水煮粥至熟即成。

用法：早、晚餐分食。

功效：滋补肝肾，益胃消食。

适用：肝肾亏虚型脂肪肝。

葱豉豆腐汤

原料：豆腐2～4块，淡豆豉40克，葱1根。

制法：将淡豆豉洗净，葱白洗净拍扁切断。把豆腐略煎，然后放入淡豆豉，加清水适量，大火煮沸后，转小火煮约半小时。放入葱白，待飘出葱的香气后，调味后即可饮用。

用法：趁热饮用。

功效：发散风寒，芳香通窍。

适用：伤风感冒，有头痛、鼻塞、流清鼻涕、打喷嚏、咽喉痒痛、咳嗽、微恶风寒等。

淡豉葱白煲豆腐

原料：用豆腐2～4块，淡豆豉12克，葱白15克。

制法：先将豆腐略煎，然后将淡豆豉放进，加水360毫升煎取120毫升，再加入葱白，煎滚后取出。

用法：趁热服用（淡豆豉可不吃），接着盖被微取汗即可。

功效：发散风寒。

适用：外感风寒、伤风鼻塞、流清涕、不时打喷嚏、咽痒咳嗽等。

淡豆豉粥

原料：淡豆豉、葛根各10克，荆芥6克，栀子、麻黄各3克，石膏30克，粳米60克，生姜、葱白适量。

制法：上述加水煎煮取药汁。粳米煮粥至熟，加入药汁即成。

用法：趁热顿服。

功效：解表发汗，兼清里热。

适用：外感风寒所致的恶寒发热、无汗、头疼痛等。

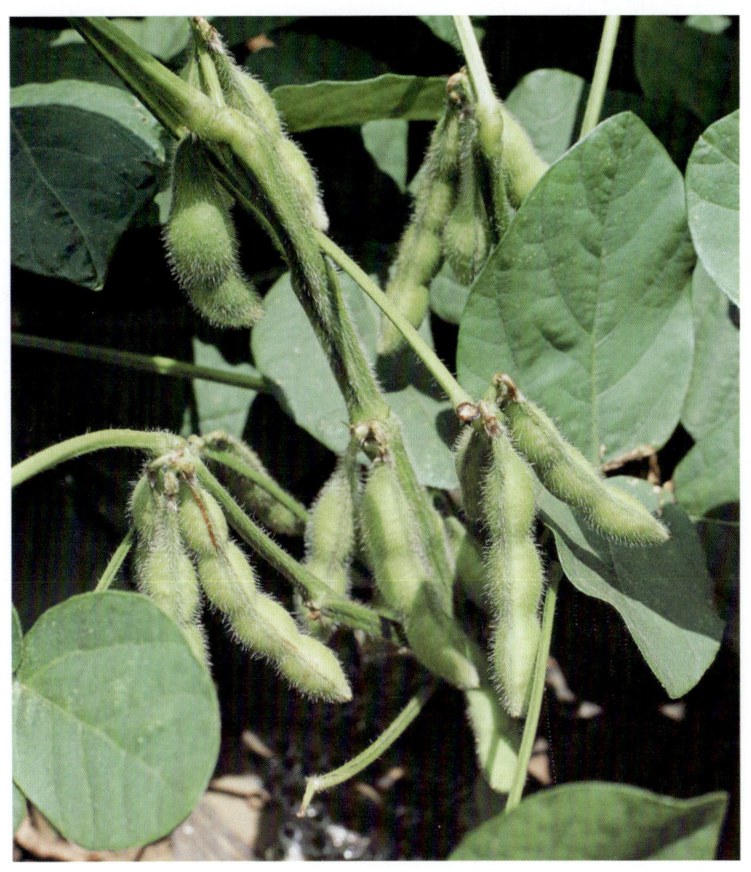

豆腐（《日用》）

【气味】甘、咸，寒，有小毒。

【主治】宽中益气，和脾胃，消胀满，下大肠浊气（宁原）。清热散血（《时珍》）。

【附方】

体息久痢：白豆腐，醋煎食之，即愈。（《普济方》）

赤眼肿痛（有数种，皆肝热血凝也）：用消风热药服之。夜用盐收豆腐片贴之，酸浆者勿用。（《证治要诀》）

杖疮青肿：豆腐切片贴之，频易。一法：烧酒煮贴之，色红即易，不红乃已。（《拔萃方》）

烧酒醉死：用热豆腐细切片，遍身贴之，贴冷即换之，苏醒乃止。

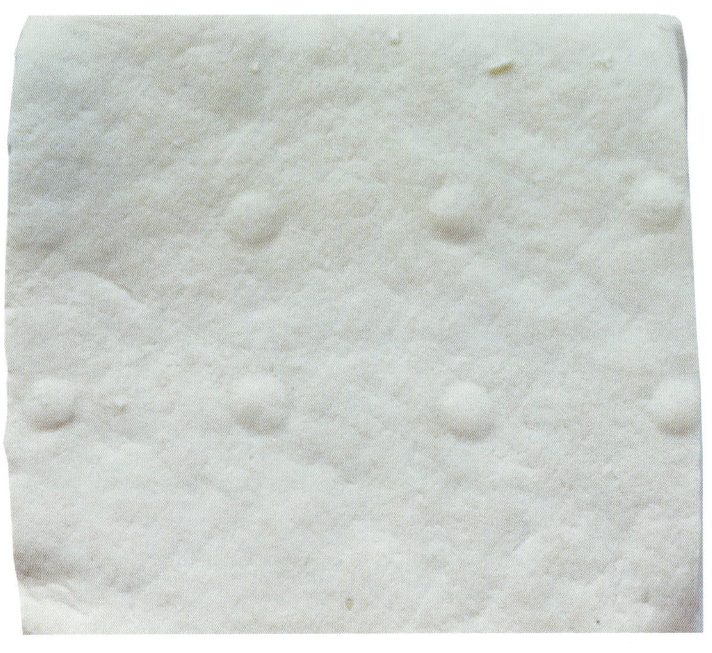

【别名】 白豆腐。

【来源】 为豆科植物大豆种子的加工制成品。

【形态特征】 一年生直立草本，高60～180厘米。茎粗壮，密生褐色长硬毛。叶柄长，密生黄色长硬毛；托叶小，披针形；三出复叶，顶生小叶菱状卵形，长7～13厘米，宽3～6厘米，先端渐尖，基部宽楔形或圆形，两面均有白色长柔毛，侧生小叶较小，斜卵形；叶轴及小叶柄密生黄色长硬毛。总状花序腋生；苞片及小苞片披针形，有毛；花萼钏状，萼齿5，披针形，下面1齿最长，均密被白色长柔毛；花冠小，白色或淡紫色，稍较萼长；旗瓣先端微凹，翼瓣具1耳，龙骨瓣镰形；雄蕊10，二体；子房线形，被毛。荚果带状长圆形，略弯，下垂，黄绿色，密生黄色长硬毛。种子2～5颗，黄绿色或黑色，卵形至近球形，长约1厘米。花期6～7月，果期8～10月。

【性味归经】 甘，凉。归脾、胃、大肠。

【功效主治】 泻火解毒，生津润燥，补中益气。主治目赤肿痛，肺热咳嗽，消渴，休息痢，脾虚腹胀。

【用法用量】 内服：煮食或煎汤，10～30克。

【使用禁忌】 体虚者不宜多服。

【精选验方】 ①休息痢：醋煎白豆腐食之。②饮烧酒过多，遍身红紫欲死，心头尚温：热豆腐切片，满身贴之，冷即换，苏醒乃止。

【实用药膳】

黄精米饭豆腐汤

原料：大米200克，黄精15克，豆腐、海米、海带丝，调味品等各适量。

制法：将黄精洗净后，切细，放在大米内煮成黄精米饭，另做豆腐扬，原料除豆腐外，还加海米，海带丝等。

用法：吃米饭，喝汤。

功效：安五脏，延年益寿，充盈肌肉，强肝和抗疲劳。

适用：失眠多梦、早衰、面色无华、疲劳等。

鲫鱼豆腐汤

原料：鲫鱼1条（约250克），豆腐400克，黄酒5克，葱花、姜片各3克，盐2克，味精1克，油30克。

制法：豆腐切5厘米厚的薄片，用盐沸水烫5分钟后沥干待用。鲫鱼去鳞、肠杂，抹上酒，盐渍10分钟。锅放炉火上，放入食油，烧至五分热，爆香姜片，将鱼两面煎黄，加水适量，用小火煮沸30分钟，放入豆腐片，调味后勾芡，并撒上葱花。

用法：佐餐食用。

功效：益气养血，健脾宽中。

适用：产后康复及乳汁分泌。

荠菜拌豆腐

原料：荠菜250克，豆腐100克，香油12克，盐、味精适量，姜末少许。

制法：将豆腐切成小方丁，用开水略烫，捞出盛在盘内。荠菜用开水焯一下，凉后切成末，撒在豆腐上，加糖、盐、味精拌匀，淋上香油即成。

用法：佐餐食用。

功效：凉肝止血，利湿通淋。

适用：各种内出血，如内伤吐血、咯血、月经过多、便血、尿血等。

腐皮白果粥

原料：豆腐皮90克，白果仁9克，大米60克。

制法：按常法煮粥服食。

用法：每日1剂。

功效：清热解毒，利湿止带。

适用：湿热型盆腔炎，带下量多，或黄或白，或赤白相间，或五色杂下，质黏腻、有臭气、胸闷口腻、纳差，或小腹作痛、阴痒等。

川芎炖豆腐

原料：川芎、姜各10克，红花5克，豆腐300克，香油20克，盐、味精各3克，胡椒粉3克，葱15克。

制法：将川芎洗净，润透，切片；红花洗净，去杂质；姜拍松；葱切段；豆腐切成块。川芎、红花、姜、葱、豆腐同放炖锅内，加清水适量，置武火上烧沸，再用文火炖25分钟，加入盐、味精、胡椒粉，淋入香油即成。

用法：佐餐食用。

功效：活血化瘀，消肿止痛。

适用：冠心病、头痛、头晕、心脑血管疾病等。

饭

（《拾遗》）

新炊饭

【主治】人尿床，以热饭一盏，倾尿床处，拌与食之，勿令病者知。又乘热敷肿毒，良（时珍）。

寒食饭

【主治】灭瘢痕及杂疮，研末敷之（藏器）。烧灰酒服，治食本米饮成积，黄瘦腹痛者，甚效（孙思邈）。伤寒食复，用此饭烧研，米饮服二三钱，效（时珍）。

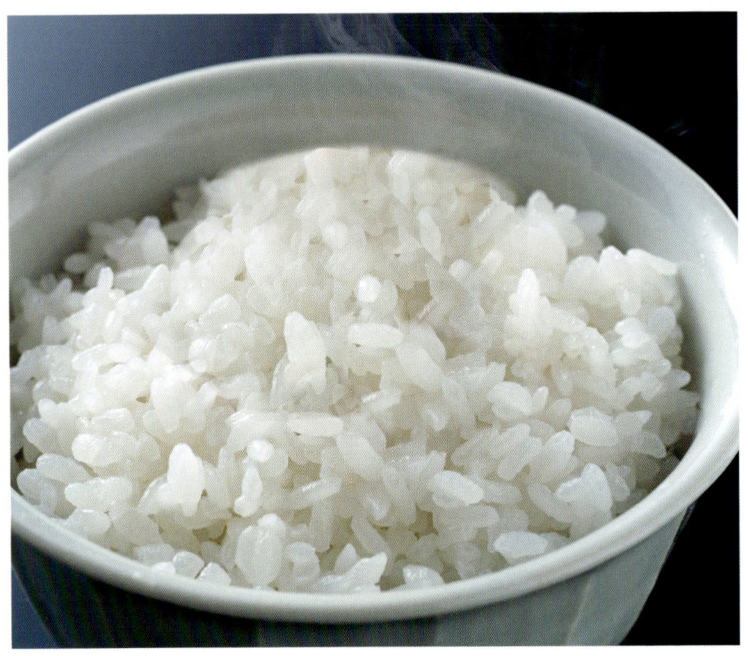

把灶饭

【主治】卒噎，取一粒食之，即下。烧研，搽鼻中疮（时珍）。

盆边零饭

【主治】鼻中生疮，烧研敷之（时珍）。

齿中残饭

【主治】蝎咬毒痛，敷之即止（时珍）。

飧饭（即水饭也）

【主治】热食，解渴除烦（时珍）。

荷叶烧饭

【主治】厚脾胃，通三焦，资助生发之气（时珍）。

【实用药膳】

参枣米饭

原料：党参10克，生黄芪30克，大枣20克，糯米250克，白糖50克。

制法：党参、黄芪、大枣放在瓷锅或沙锅内，加水泡发，然

后煎煮30分钟左右，捞出党参、大枣，药液备用。先将糯米淘洗干净，放在大瓷碗中，加水适量，经蒸熟后，扣在盘中，然后把党参、大枣摆在糯米饭面上。将药液加白糖，煎成浓汁倒在枣饭上即成。

用法：每日1次，正餐食用。

功效：健脾益气。

适用：体虚气弱，乏力倦怠，心悸失眠，食欲不振，便溏浮肿等。

柿饼饭

原料：柿饼50克，粳米250克，白砂糖适量。

制法：将柿饼冲洗干净，切成约0.5厘米见方的颗粒备用。将粳米用清水淘洗干净，与柿饼粒和匀置饭盆内，加水适量蒸熟，撒入白砂糖即成。

用法：每日1次，正餐食用。

功效：健脾益胃，降逆止呕。

适用：胃气虚，胃气阴两虚所致的不思饮食，胃胀不适，呃逆呕吐，以及胃神经官能征属胃气阴亏虚者。

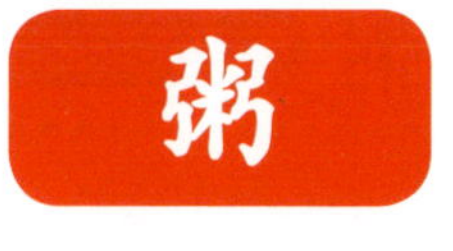

粥（《拾遗》）

【释名】糜。

小麦粥

【主治】止消渴烦热（时珍）。

寒食粥（用杏仁和诸花作之）

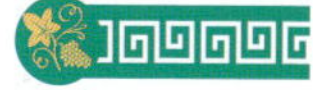

【主治】咳嗽，下血气，调中（藏器）。

糯米、秫米、黍米粥

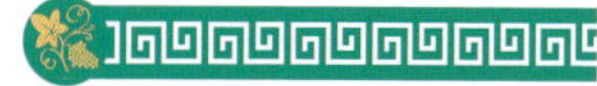

【气味】甘，温，无毒。

【主治】益气，治脾胃虚寒，泄痢吐逆，小儿痘疮白色（时珍）。

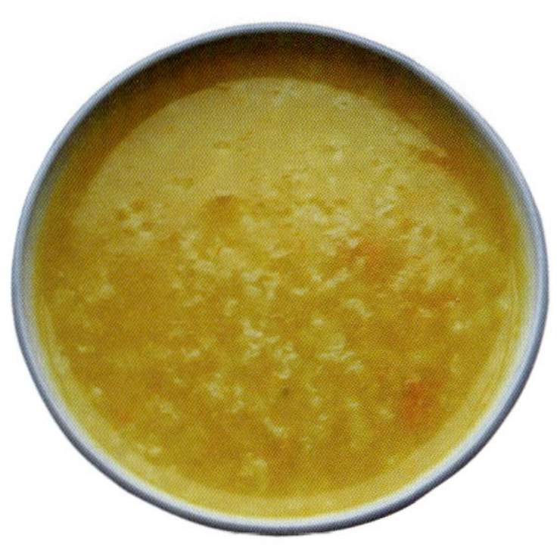

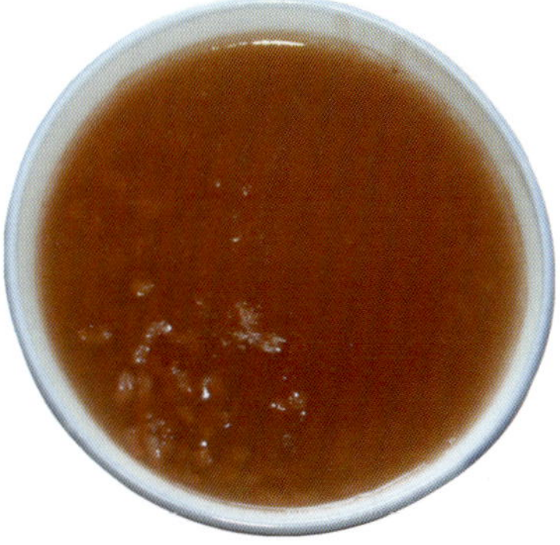

粳米、籼米、粟米、粱米粥

【气味】甘，温、平，无毒。

【主治】利小便，止烦渴，养脾胃（时珍）。

【别名】糜。

【性味归经】甘，温。归脾、胃、肺经。

【功效主治】补中益气，固表止汗。主治脾胃亏虚，食欲不振，便溏久泻，以及气虚不固，久汗不止等。

【使用禁忌】脾胃虚弱者不宜多食。

【实用药膳】

韭菜西葫芦粥

原料：韭菜、大米各100克，西葫芦150克，生姜、盐、味精各适量。

制法：韭菜切小段，西葫芦切小块，生姜切丝。锅烧清水沸后，下淘净大米煮粥至八成熟，加进韭菜、西葫芦、生姜稍煮片刻，调入盐、味精即成。

用法：每日早晨服食，5日为1个疗程。

功效：温中散气，祛风发汗。

适用：风寒感冒等。

菊花蜂蜜粥

原料：鲜菊花50克，大米100克，蜂蜜30克。

制法：菊花用纱布包扎成袋，与大米同入锅中煮粥，待粥熟后拣去菊花袋，调入蜂蜜即成。

用法：温热服食。

功效：清热祛风，益气补中，清热润燥。

适用：风热感冒，症见发热怕风、咽干疼痛。

大蒜粥

原料：大蒜30克，粳米50克。

制法：先将大蒜去皮，放入沸水中煮10分钟后捞出，把粳米放入煮蒜水中成稀粥后，再放入蒜即可。

用法：早、晚餐食用。

功效：暖脾胃，行气滞，解毒止痢。

适用：饮食积滞、脘腹冷痛、水肿胀满、泄泻、痢疾等。

银杏粥

原料：银杏8枚，大米60克，白糖适量。

制法：银杏炒黄，去外皮、芯，与大米同煮成粥后，放入白糖即成。

用法：早、晚餐服食，以7日为1个疗程。

功效：定喘止咳。

适用：感冒引起的咳嗽、痰喘。

艾叶粥

原料：干艾叶10克（鲜者20克），粳米50克，红糖适量。

制法：先将艾叶煎汤取汁去渣，再加入洗净的粳米、红糖，熬煮成粥即可食用。

用法：每日2次。

功效：温经止血，散寒止痛。

适用：中焦虚寒、腹中冷痛、月经不调、经行腹痛，或妇女崩漏下血以及带下等。

防风粥

原料：防风10克，葱白2根，粳米60克。

制法：葱白、防风煎取药汁。粳米下锅煮粥，临熟时加进药汁稍煮即可。

用法：温热随意服食。

功效：祛风解表，散寒止痛。

适用：风寒感冒所致的恶寒发热、头痛，身痛。

吴茱萸粥

原料：吴茱萸末1克，葱白3寸段，粳米50克。

制法：先煮米做粥如常法，临熟入吴茱萸末及葱白调匀。

用法：可供早餐食用，或不拘时食服。

功效：温中逐寒。

适用：脘腹作痛、呕吐吞酸、胁痛、疝气作痛、脚气肿痛、腹泻久痢等。

附子粥

原料：炮附子、炮姜各10克，粳米100克。

制法：先将附子、炮姜捣细，过箩为末与粳米同煮为粥。

用法：冬季早餐食用。

功效：温中，散寒，止痛。

适用：脾肾阳虚、畏寒肢冷、腹中冷痛尿频、阳痿及大便溏泄。

山楂荸荠粥

原料：山楂50克，荸荠60克，大米100克，白糖适量。

制法：山楂去核，切成小块；荸荠去皮，切成小块。在锅内下入大米煮粥，待六成熟时加进山楂、荸荠煮至粥熟，调入白糖即成。

用法：每日早、晚服食，以30日为1个疗程。

功效：清热凉肝，生津止渴，降脂降压。

适用：高脂血症、高血压。

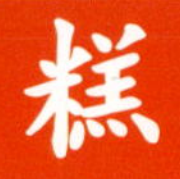

糕 （《纲目》）

【释名】粢。

【气味】甘，温，无毒。

【主治】粳糕：养脾胃，厚肠，益气和中。粢糕：益气暖中，缩小便，坚大便，效（时珍）。

【附方】

老人泄泻：干糕一两，姜汤泡化，代饭。（《简便方》）

【实用药膳】

人参薯蓣糕

原料：人参3克，莲米5克，糯米粉、粳米粉、白糖各1 000克，淮山药、白茯苓、芡实各10克。

制法：首先把人参、山药、莲米（用温水泡后，去皮和芯）、白茯苓、芡实压碎磨粉，然后再把药粉末、糯米粉、白糖一起放入盆内，加适量的清水，揉成面团，制成糕状，上笼用武火蒸25～30分钟熟透即成。

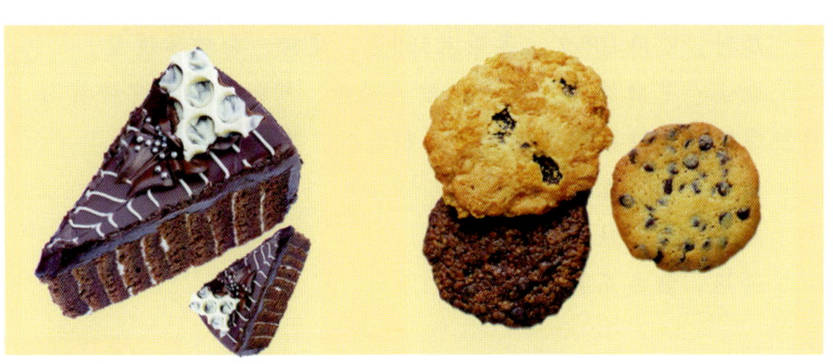

用法：可作早餐随量食用。

功效：健脾胃，补元气。

适用：脾虚食少乏力之人。

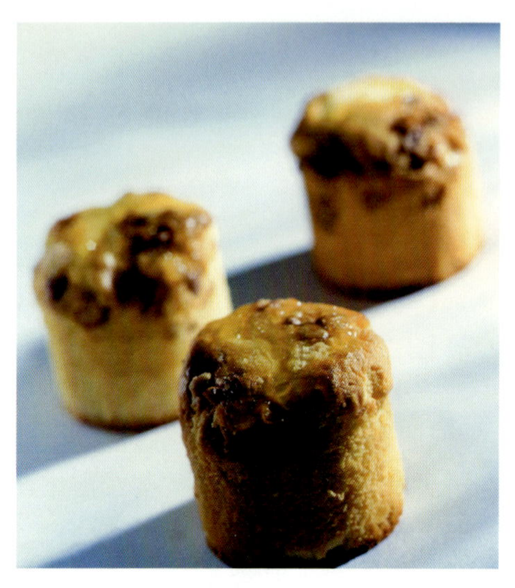

杨梅糕

原料：杨梅40个，面粉50克，牛奶250毫升，白糖250克，鸡蛋4个，油200毫升。

制法：首先用淡盐水洗净杨梅，榨取杨梅汁。取蒸盆1个，然后倒入面粉、白糖、牛奶，打入鸡蛋，再加入植物油、杨梅汁及水，搅拌均匀，制成稀稠适中的面粉糊。把蒸盆上笼，蒸约45分钟至熟透后取出。过凉后切块，再放入电烤炉，烤至金黄色时取出，装盘即可。

用法：任意食用。

功效：生津止渴，开胃消食，调理肠胃。

适用：生病无食欲者。

芝麻海带糕

原料：芝麻100克，海带末500克，淀粉、白糖各适量。

制法：芝麻漂洗，晒干，炒至微黄，研细末，加淀粉拌匀，再把海带末、糖掺到芝麻粉中，制成糕，蒸熟。

用法：可随意作点心吃。

功效：行水祛湿，轻身减肥。

适用：湿盛而肥胖者。

蒸饼

（《纲目》）

【释名】时珍曰：按刘熙《释名》云，饼者，并也，溲面使合并也。有蒸饼、汤饼、胡饼、索饼、酥饼之属，皆随形命名也。

【气味】甘，平，无毒。

【主治】消食，养脾胃，温中化滞，益气和血，止汗，利三焦，通水道（时珍）。

【附方】

积年下血：寒食蒸饼、乌龙尾各一两，皂角七挺去皮酥炙，为末，蜜丸。米饮每服二十丸。（《圣惠方》）

下痢赤白：用干蒸饼蜜拌炒二两，御米壳蜜炒四两，为末，炼蜜丸芡子大。每服一丸，水一盏，煎化热服。（《传信适用妙方》）

崩中下血：陈年蒸饼，烧存性，米饮服二钱。

盗汗自汗：每夜卧时，带饥吃蒸饼一枚，不过数日即止。（《医林集要》）

一切折伤：寒食蒸饼为末。每服二钱，酒下，甚验。（《肘后方》）

汤火伤灼：馒头饼烧存性，研末，油调涂敷之。（《肘后方》）

【性味归经】甘，平，无毒。归足太阴、阳明经。

【功效主治】消食，养脾胃，温中化滞，益气和血，止汗，利三焦，通水道。

【实用药膳】

蒸饼粥

原料：蒸饼（馒头饼）、大米各适量。

制法：将陈年蒸饼烧存性，研末备用；每服取大米适量，淘净，煮作稀粥，粥成，调入药末二钱相和，温服。

用法：温热食用。

功效：温补脾胃，益气和血。

适用：崩中下血。

益脾饼

原料：白术30克，干姜10克，红枣250克，鸡内金15克，面粉500克，油、盐各适量。

制法：将白术、干姜用纱布包成药包扎紧，放入锅内，下红枣，加水适量，先用武火烧沸，后用文火熬煮1小时左右，除去药包和红枣的核，把枣肉搅拌成枣泥待用。将鸡内金粉碎成细粉，与面粉混合均匀，再将枣泥倒入，加水适量，合成面团。将面团分成若干小团，做成薄饼，用文火烙熟即成。

用法：每日1次，每次吃饼100克。

功效：健脾温阳，开胃消食。

适用：食欲不振、食后胃痛、慢性腹泻、慢性肠胃病等。

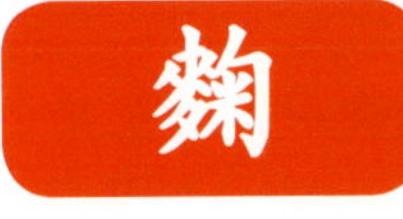

麹（宋《嘉祐》）

【释名】酒母。

小麦麹

【气味】甘，温，无毒。

【主治】消谷止痢（《别录》）。平胃气，消食痔，治小儿食痫（苏恭）。调中下气，开胃，疗脏腑中风寒（藏器）。落胎，并下鬼胎（《日华》）。止河鱼之疾（梁简帝劝医文）。

大麦麹

【气味】甘，温，无毒。

【主治】消食和中，下生胎，破血。取五升，以水一斗煮三沸，分五服，其子如糜，令母肥盛（时珍）。

面麹、米麹

【气味】甘，温，无毒。

【主治】消食积、酒积、糯米积，研末酒服立愈。余功同小麦麹（时珍出《千金方》）。

【附方】

米谷食积：炒麹末，白汤调服二钱，日三服。

三焦滞气：陈麹炒、莱菔子炒等分。每用三钱，水煎，

入麝香少许服。（《普济方》）

小腹坚大如盘，胸满，食不能消化：用麴末，汤服方寸匕，日三。（《千金方》）

水痢百起：六月六日麴炒黄、马蔺子等分，为末，米饮服方寸匕。无马蔺子，用牛骨灰代之。（《普济方》）

赤白痢下（水谷不消）：以麴熬粟米粥，服方寸匕，日四五服。（《肘后方》）

酒毒便血：麴一块，湿纸包煨，为末。空心米饮服二钱，神效。

伤寒食复：麴一饼，煮汁饮之，良。（《类要方》）

胎动不安：生麴饼研末，水和绞汁，服三升。（《肘后方》）

狐刺尿疮：麴末和独头蒜，杵如麦粒，纳疮孔中，虫出愈。（《古今录验》）

【实用药膳】

小麦曲粥

原料：小麦曲15克，粳米100克。

制法：将小麦曲炒黄，与粳米加适量水煮粥。

用法：空腹食用。

功效：消食。

适用：消化不良者。

神曲

（《药性论》）

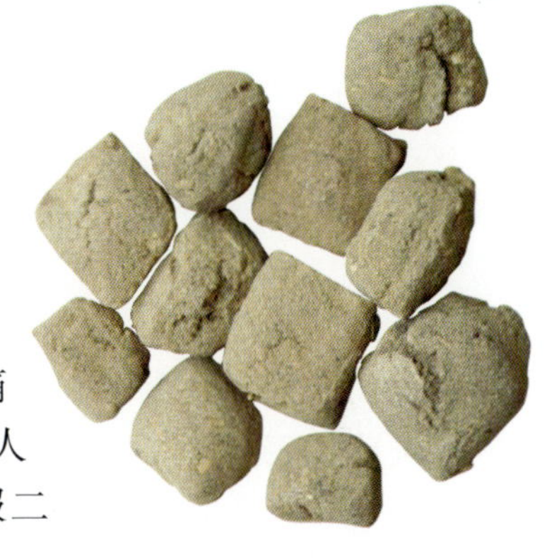

【气味】甘、辛，温，无毒。

【主治】化水谷宿食，结积滞，健脾暖胃（《药性》）。消食下气，除痰逆霍乱，泄痢胀满诸疾，其功与曲同。闪挫腰痛者，煅过淬酒温服有效。妇人产后欲回乳者，炒研，酒服二钱，日二即止，甚验（时珍）。

【附方】

胃虚不克：神曲半斤，麦芽五斤，杏仁一升，各炒为末，炼蜜丸弹子大。每食后嚼化一丸。（《普济方》）

壮脾进食：用神曲炒，苍术泔制炒，等分为末，糊丸梧子大。每米饮服五十丸。冷者加干姜或吴茱萸。（《百一选方》）

健胃思食：神曲六两，麦糵炒三两，干姜炮四两，乌梅肉焙四两，为末，蜜丸梧子大。每米饮服五十丸，日三服。（《和剂局方》）

暴泄不止：神曲炒二两，茱萸汤泡炒半两，为末，醋糊丸梧子大。每服五十丸，米饮下。（《百一选方》）

产后运绝：神曲炒为末，水服方寸匕。（《千金方》）

食积心痛：陈神曲一块烧红，淬酒二大碗服之。（《摘玄方》）

【别名】六曲、六神曲。

【来源】为辣蓼、青蒿、杏仁等药加入面粉或麸皮混和后，经发酵而成的曲剂。

【形态特征】神曲呈方形或长方形块状，直径约3厘米，厚约1厘米。外表土黄色，粗糙，质硬脆，易断。断面不平坦，类白色，可见未被粉碎的褐色残渣及发酵后的空隙，具陈腐气，味苦。以身干、陈久、无虫蛀、杂质少者为佳。

【性味归经】甘，辛，温，无毒。归脾、胃经。

【功效主治】健脾和胃，消食化积。主治饮食停滞，消化不良，脘腹胀满，食欲不振，呕吐，泻痢。

【用法用量】内服：煎汤，10～15克；或入丸、散。

【使用禁忌】脾阴不足，胃火盛及孕妇慎服。

【精选验方】①产后晕绝：神曲炒为末，水冲服1匙。②食积心痛：陈神曲1块，烧红，淬酒2碗饮服。③暴泄不止：神曲（炒）60克，蒜萸（汤泡，炒）15克，共研为末，加醋、糊做成丸子，如梧子大，每次50丸，米汤送下。④脾胃虚弱：神曲150克，麦蘖（炒）90克，干姜（炮）、乌梅肉（焙）各120克，共研为末，加蜜调成丸子，如梧子大。每服50丸，米汤送下，每日3次。

【实用药膳】

消食饼

原料：炒山楂、炒白术各120克，神曲60克，米粉250克。

制法：把山楂、白术和神曲一并研为细末，加水与米粉和匀，搓揉成团，分成蛋黄大小的团块，压成饼状，把饼放入蒸笼内蒸熟即可。

用法：任意食用。

功效：开胃口，助消化。

适用：小儿伤食、消化不良、食积伤脾、嗳酸腐气或伤食泄。

锅焦饼

原料：锅焦150克，神曲12克，砂仁6克，山楂肉12克，莲子肉12克，鸡内金3克，大米粉250克，白砂糖100克。

制法：将锅焦放入锅内炒黄，然后把锅焦、神曲、山楂肉、砂仁、莲子肉、鸡内金一同放入碾槽内，共研为细粉，与大米粉及白砂糖拌和均匀，加适量水，揉成面团，做成小饼烙熟即可。

用法：任意食用。

功效：补脾，健胃，助消化。

适用：小儿脾胃气虚、消化力弱、饮食不香、大便稀薄等。

神曲茶

原料：神曲茶（成药）1块，生姜适量。

制法：将神曲茶加清水2碗煎至1碗，或加生姜3片同煎。

用法：每日1～2剂，每次1块，顿服。

功效：清热解毒，除湿宽胸，消食健胃。

适用：感冒发热、食滞吐泻等，特别适合肠胃型感冒。

曲米粥

原料：神曲10～15克，粳米100克。

制法：先将神曲捣碎，加水200毫升左右，煎至100毫升许，去渣取汁，再加水与粳米同煮为稀粥。

用法：早、晚餐食用。

功效：健脾胃，助消化。

适用：脾胃气虚所致的胃脘饱胀、不思饮食、消化不良、食积难消、嗳腐吞酸、大便溏泻等。

神曲丁香茶

原料：神曲15克，丁香1.5克。

制法：将以上2味放入杯中，开水冲泡。

用法：代茶饮服。

功效：温中理气，消食导滞。

适用：胃寒食滞、消化不良、呕吐、呃逆等。

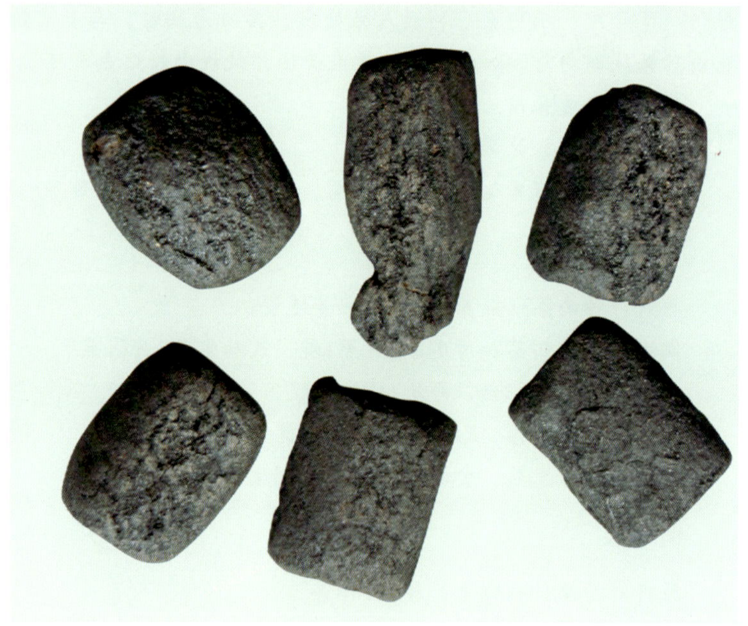

红曲

（《丹溪补遗》）

【气味】甘，温，无毒。

【主治】消食活血，健脾燥胃，治赤白痢下水谷（震亨）。酿酒，破血行药势，杀山岚瘴气，治打扑伤损（吴瑞）。治女人血气痛，及产后恶血不尽，擂酒饮之，良（时珍）。

【附方】

湿热泄痢：用六一散，加炒红曲五钱，为末，蒸饼和丸梧子大。每服五七十丸，白汤下，日三服。（《丹溪心法》）

小儿吐逆频并，不进乳食，手足心热：用红曲年久者三钱半，白术麸炒一钱半，甘草炙一钱，为末。每服半钱，煎枣子、米汤下。（《经验》）

小儿头疮：用红曲嚼罨之，甚效。（《百一选方》）

心腹作痛：赤曲、香附、乳香等分为末，酒服。（《摘玄方》）

【别名】赤曲、丹曲、红米、福曲、红槽、红大米。

【来源】为曲霉科真菌红曲霉的菌丝体寄生在粳米上而成的红曲米。

【形态特征】菌丝体大量分枝，初期无色，渐变为红色，老后紫红色；菌丝有横隔，多核，含橙红色颗粒。成熟时在分枝的顶端产生单个或成串的分生孢子。分生孢子褐色，在另外菌丝顶端还产生橙红色单个球形子囊壳(闭囊壳)；闭囊壳橙红色，近球形，内含多个子囊。子囊球形，含8个子囊孢子，成熟后子囊壁消失。子囊孢子卵形或近球形，光滑，透明，无色或淡红色。

【性味归经】甘，温，无毒。归肝、脾、胃、大肠经。

【功效主治】活血化瘀，健脾消食。主治饮食积滞，脘腹胀满，赤白下痢，产后恶露不尽，跌打损伤。

【用法用量】内服：煎汤，6~15克；或入丸、散。外用：适量，捣敷。

【使用禁忌】脾阴不足及无食积瘀滞者慎用。

【精选验方】①心腹作痛：红曲、香附、乳香各等份，为末，酒服。②小儿头疮（因伤湿入水成毒，脓汁不止）：红曲适量，捣罨之。

【实用药膳】

桃红酒

原料：核桃仁9克，红曲12克，黄酒60毫升。

制法：将核桃仁、红曲分别用油炒过，再将三味药共煎数沸。

用法：每次10毫升，3～5次为1个疗程。

功效：调经止痛。

适用：气滞血瘀型闭经。

红曲擂酒

原料：红曲、白酒各适量。

制法：用红曲擂酒，饮之。

用法：每次10毫升。

功效：活血化瘀，止痛。

适用：妇女血气痛及产后恶血不尽等。

蘖米

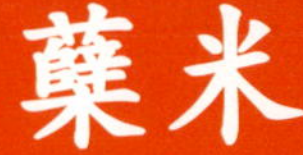

（《别录中品》）

【释名】弘景曰：此是以米作蘖，非别米名也。恭曰：蘖犹孽也，生不以理之名也。皆当以可生之物生之，取其蘖中之米入药。按食经用稻蘖，稻即谷之总名。陶谓以米作蘖，非矣。米岂能更生乎？

粟蘖（一名粟芽）

【气味】苦，温，无毒。

【主治】寒中，下气，除热（《别录》）。除烦，消宿食，开胃（《日华》）。为末和脂敷面，令皮肤悦泽（陶弘景）。

稻蘖（一名谷芽）

【气味】甘，温，无毒。

【主治】快脾开胃，下气和中，消食化积（时珍）。

【附方】

启脾进食：用谷蘖四两为末，入姜汁、盐少许，和作饼，焙干，入炙甘草，砂仁、白术麸炒各一两，为末。白汤点服之，或丸服。（《澹寮方》）

麦蘖（一名麦芽）

【气味】咸，温，无毒。

【主治】消食和中（《别录》）。破冷气，去心腹胀满（《药性》）。开胃，止霍乱，除烦闷，消痰饮，破结，能催生落胎（《日华》）。消化一切米、面、诸果食积（时珍）。

【附方】

快膈进食：麦蘖四两，神曲二两，白术、橘皮各一两，为末，蒸饼丸梧子大。每人参汤下三五十丸，效。

谷劳嗜卧：用大麦蘖一升，椒一两（并炒），干姜三两，捣末。每服方寸匕，白汤下，日三。（《肘后方》）

腹中虚冷：大麦蘖五升，小麦面半斤，豉五合，杏仁二升，皆熬黄香，捣筛糊丸弹子大。每服一丸，白汤下。（《肘后方》）

产后腹胀：以麦蘖一合，为末。和酒服，良久通转，神验。此乃《供奉辅太初传》与崔郎中方也。（《李绛兵部手集方》）

产后青肿：干漆、大麦蘖等分，为末。新瓦中铺漆一层，蘖一层，重重令满，盐泥固济，煅赤研末，热酒调服二

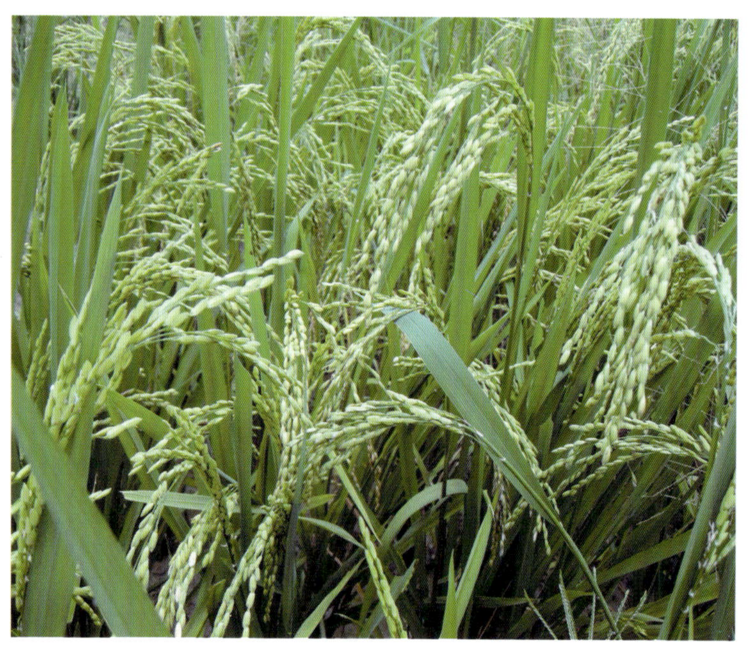

钱。产后诸疾并宜。（《妇人经验方》）

产后秘塞：不宜妄服药丸。宜用大麦芽炒黄为末，每服三钱，沸汤调下，与粥间服。（《妇人良方》）

妊娠去胎：麦蘖一升，密一升，服之即下。（《外台秘要》）

产后回乳：用大麦蘖二两，炒为末。每服五钱，白汤下，甚良。（《丹溪纂要方》）

【别名】谷蘖、稻蘖、稻芽、谷芽。

【来源】禾本科植物稻的成熟果实，经加工而发芽者。

【形态特征】一年生栽培植物。秆直立，丛生，高约1米左右。叶鞘无毛，下部者长于节间；叶舌膜质而较硬，披针形，基部两侧下延与叶鞘边缘相结合，长5~25毫米，幼时具明显的叶耳；叶片扁平，披针形至条状披针形。圆锥花序疏松，成熟时向下弯曲，分枝具角棱，常粗糙；小穗长圆形，两侧压扁。颖果平滑。花、果期6~10月。

【性味归经】甘、平。归脾、胃、肝经。

【功效主治】健脾和胃，消食导滞。主治食积不消，脘腹胀闷，常与山楂、神曲等同用。

【用法用量】生麦芽健胃作用较好，食欲不振多用之；炒麦芽助消化，回乳作用较好；焦麦芽止泻力强，可用于泄泻。内服：煎汤，10~15克，回乳用量宜大，可30~120克；或入丸、散。

【使用禁忌】本品含淀粉酶等，不耐高温，故宜用生品，或微炒后研粉冲服。炒焦或煎煮后酶的活力降低，消化作用减弱。妇女授乳期慎服，以免乳汁减少。胃下垂者禁服。

【精选验方】①病后脾土不健者：谷芽蒸露，用以代茶。②脾胃虚弱泄泻：茯苓、芡实、建曲、查肉、扁豆、泽泻、谷芽、甘草各适量，水煎服。

【实用药膳】

谷芽烤鲈鱼

原料：炒谷芽、葱各20克，鲈鱼500克，料酒、姜各10克，酱油、白糖各15克，盐、味精各5克。

制法：将炒谷芽研成细粉，备用。鲈鱼宰杀后，去鳞、去头尾及内脏，洗净，沥干水分，备用；姜切片，葱切段。谷芽粉、料酒、酱油、白糖、盐、味精、姜、葱调匀，抹在鲈鱼上，腌渍1小时，沥干水分，置烤箱中烤熟即成。

用法：趁热食用。

功效：和胃，消食。

适用：食欲减退、消化不良等。

谷芽麦芽鸭肫汤

原料：谷芽50克，麦芽50克，新鲜鸭肫2个、腊鸭肫2个，蜜枣2颗，盐少许。

制法：腊鸭肫浸透，洗净。谷芽、麦芽和蜜枣冲洗干净。将新鲜鸭肫剖开，除去鸭肫内的脏东西，但不必剥去鸭内金洗净。瓦煲内加清水，用猛火煲至水开，放入材料，改用中火煲3小时，加盐调味，即可饮用。

用法：温热饮用。

功效：健胃消食，助消化，补脾增进食欲。

适用：饮食积滞、消化不良、肚腹胀满、泄泻、不思饮食等。

麦曲退乳汤

原料：炒麦芽60克，炒神曲30克。

制法：将麦芽、神曲置于瓦罐中，加水煎煮1小时，滤渣，取汁备用。

用法：每日1剂，每次温服1/2，分2次服完，5～7日为1个疗程，泌乳停止即停服。

功效：消食化积，除胀退乳。

适用：不宜哺乳，或需停止哺乳的哺乳妇女。

麦芽茶

原料：炒麦芽30克，茶叶8克（炒焦）。

制法：用沸水冲泡10分钟，不拘时温服。

用法：每日1剂，每剂可用沸水冲泡2～3次。

功效：消食健脾，利湿止痢。

适用：小儿痢疾、腹泻。

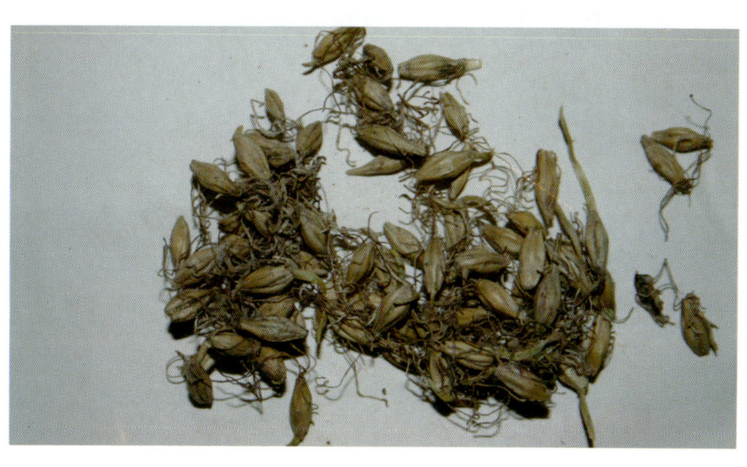

饴糖

（《别录上品》）

【释名】饧。

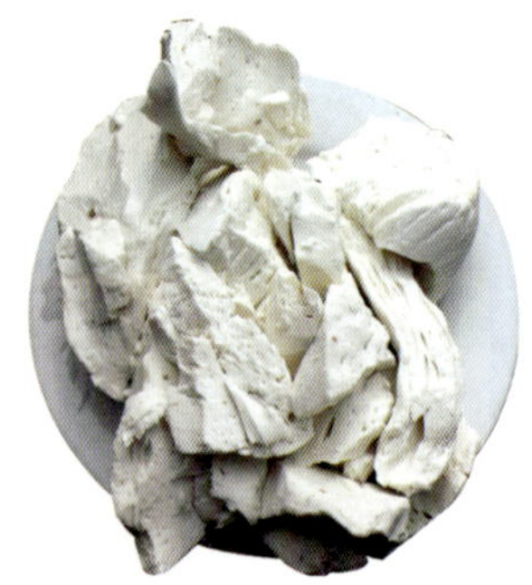

【气味】甘，大温，无毒。归太阴经。

【主治】补虚乏，止渴去血（《别录》）。补虚冷，益气力，止肠鸣咽痛，治唾血，消痰润肺止嗽（思邈）。健脾胃，补中，治吐血。打损瘀血者，熬焦酒服，能下恶血。又伤寒大毒嗽，于蔓菁、薤汁中煮一沸，顿服之，良（孟诜）。解附子、草乌头毒（时珍）。

【附方】

老人烦渴：寒食大麦一升，水七升，煎五升，入赤饧二合，渴即饮之。（《奉书》）

鱼脐疔疮：寒食饧涂之，良。干者烧灰。（《千金方》）

瘭疽毒疮：腊月饴糖，昼夜涂之，数日则愈。（《千金方》）

误吞稻芒：白饧频食。（《简便方》）

鱼骨咽不能出：用饴糖丸鸡子黄大吞之。不下再吞。（《肘后方》）

服药过剂（闷乱者）：饴糖食之。（《千金方》）

草乌头毒及天雄、附子毒：并食饴糖即解。（《圣济总录》）

手足疮：炒腊月糖，薄之。（《千金方》）

火烧成疮：白糖烧灰，粉之即燥，易瘥。（《小品方》）

【别名】饧、胶饴、软糖、饧糖、糖稀。

【来源】为用高粱、米、大麦、小麦、粟玉米等含淀粉质的粮食为原料，经发酵糖化制成的食品。

【形态特征】整体呈现白色块状，断面有很多细孔，黏性很强。

【性味归经】甘，温。归脾、胃、肺经。

【功效主治】补虚缓痛，润肺止咳。主治脾胃气虚或中焦虚寒所致的脘腹隐隐作痛、遇冷则剧、喜温喜按；肺气阴亏虚所致的干咳久咳、痰少声低等。

【用法用量】含咽，嚼食，煎汤等。适量。

【使用禁忌】脾胃湿热郁滞、中满呕逆者不宜。

【精选验方】①哮喘咳嗽：饴糖拌轻粉，熬焦为丸，含服。②大人小儿顿咳不止：白萝卜捣汁1碗，饴糖15克，蒸化，趁热缓缓服食。③大便干结不通：饴糖捻成指头大，用香油涂拌绿矾末，塞谷道内。④胎坠不安：饴糖15克，以砂仁泡汤化服。⑤诸鱼骨哽在喉中：饴糖不拘多少，为丸如鸡子黄大，吞服，又渐作大丸，再吞。

【实用药膳】

饴糖鸡

原料：母鸡1只（约750～1 000克），生地黄30克，饴糖100克，生姜、细葱、味精、盐各适量。

制法：先将鸡宰杀后，去净毛，剁掉嘴、脚爪，剖除内脏，清洗干净。将生地黄、生姜、细葱洗干净，姜切片，葱切碎。将姜、葱、味精、盐调配好，与生地、饴糖一并放入鸡腹腔内，然

后将切口用麻或线缝合，腹部朝上放入锅内，加水适量，先以武火烧沸，后改文火煨炖，熟烂即成。

用法：佐餐食用。

功效：养阴益气，温中补虚。

适用：气阴亏虚、中焦阳气不足所致的形体消瘦、气短乏力、食欲不振、神倦烦渴、低热不退、劳则更甚、夜卧盗汗等。

饴糖大米粥

原料：饴糖30克，大米50克。

制法：先将粳米洗净，倒入沙锅，加水，先用武火煮沸，后改用文火煮至粥熟，下饴糖待溶调匀即可。

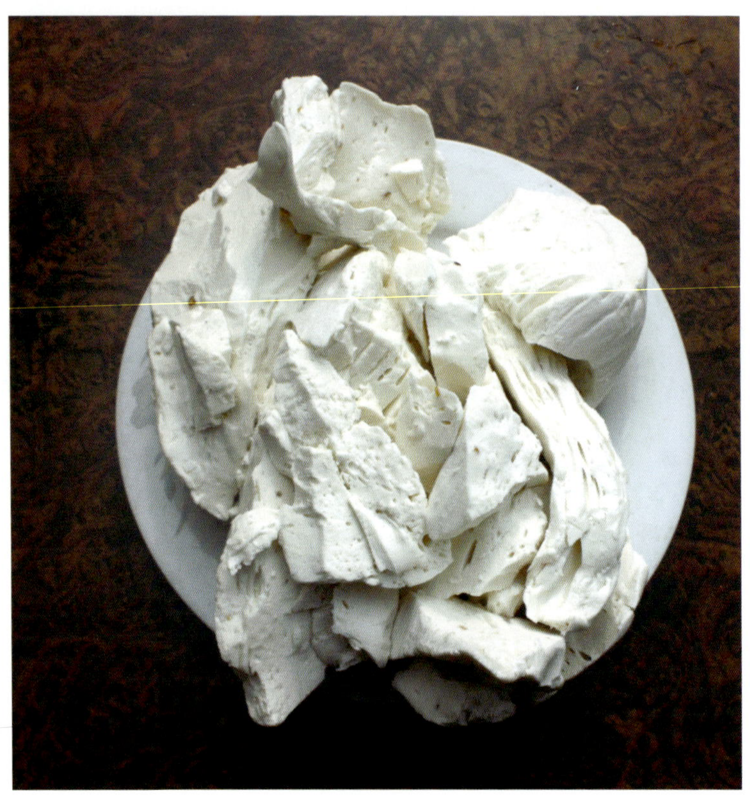

用法：每日1剂，分2～3次，于空腹时食之。

功效：益气健脾，养胃和中，缓急止痛。

适用：脾虚胃弱，经络失荣之食少纳差，胃脘隐痛，绵绵不止，今可用于胃及十二指肠球部溃疡、急胃肠痉挛性疼痛等；也可用于日常保健。

甘蓝饴糖液

原料：鲜甘蓝（切碎）500克，饴糖适量。

制法：将鲜甘蓝倒入沙锅，加盐少许拌匀使软，用消毒纱布包裹，绞榨取汁，加入饴糖拌匀，倒入磁钵中备用。

用法：每次200毫升，每日2次。

功效：理气通络，缓急止痛。

适用：脾胃气滞，腑气不通之脘腹胀痛，食欲不振，肠鸣矢气等；今可用于胃及十二指肠溃疡、消化不良、胃肠痉挛等。

饴糖豆浆

原料：饴糖15克，豆浆1碗。

制法：混合煮沸。

用法：空腹饮用。

功效：养胃和中，缓急止痛。

适用：胃脘隐痛、怠倦腹胀、舌淡苔白、脉沉细等。

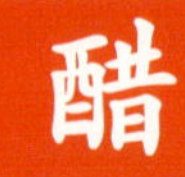

醋

（《别录下品》）

【释名】酢，苦酒。

米醋

【气味】酸、苦，温，无毒。

【主治】消痈肿，散水气，杀邪毒（《别录》）。理诸药，消毒（扁鹊）。下气除烦，治妇人心痛血气，并产后及伤损金疮出血昏运，杀一切鱼、肉、菜毒（《日华》）。酸磨青木香，止卒心痛、血气痛。浸黄檗含之，治口疮。调大黄末，涂肿毒。煎生大黄服，治痃癖甚良（孟诜）。

【附方】

身体卒肿：醋和蚯蚓屎敷之。（《千金方》）

霍乱吐利：盐、醋煎服甚良。（《如宜方》）

霍乱烦胀：以好苦酒三升饮之。（《千金方》）

足上转筋：以故绵浸醋中，甑蒸热裹之，冷即易，勿停，取瘥止。（《外台秘要》）

腋下狐臭：三年酽酢和石灰敷之。（《外台秘要》）

痈疽不溃：苦酒和雀屎如小豆大，敷疮头上，即穿也。（《肘后方》）

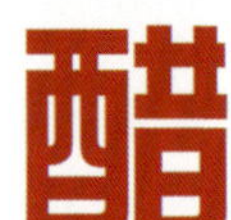

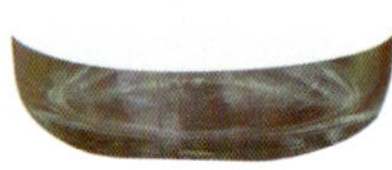

舌肿不消：以酢和釜底墨，厚敷舌之上下，脱则更敷，须臾即消。（《千金方》）

牙齿疼痛：米醋，煮枸杞白皮一升，取半升，含漱即瘥。（《肘后方》）

面黯雀卵：苦酒渍术，常常拭之。（《肘后方》）

汤火伤灼：即以酸醋淋洗，并以醋泥涂之甚妙，也无瘢痕也。

足上冻疮：以酸洗足，研藕敷之。

胎死不下（月未足者）：大豆煮醋服三升，立便分解。未下再服。（《子母秘录》）

胞衣不下：腹满则杀人，以水入醋少许，面，神效。（《圣惠方》）

鬼击卒死：吹醋少许入鼻中。（《千金方》）

乳痈坚硬：以罐成醋，烧热石投之二次，温渍之。冷则更烧石投之，不过三次即愈。（《千金方》）

【别名】醯、苦酒、淳酢、米醋。

【来源】为用高梁、米、大麦、小米、玉米或低度白酒为原料酿制而成的含有乙酸的液体。

【性味归经】酸、苦，温。归肝、胃经。

【功效主治】活血化瘀，消食化积，消肿软坚，解毒杀虫疗癣。主治油腻食积，消化不良，喜食酸物，或腹泻，衄血，吐血，便血，咽喉肿痛，食鱼肉菜蕈引起的肠胃不适，病毒性肝炎。

【用法用量】内服：入汤剂或拌制药物。外用：烧热熏嗅，含漱或和药敷。

【使用禁忌】脾胃湿甚，痿痹，筋脉拘挛，外感初起忌服。胃溃疡患者不宜服。

【精选验方】①产后血晕：用铁器烧红，淬醋中，熏鼻。②牙齿疼痛：米醋煮枸杞白皮适量，取汁50毫升，分2次含漱。③牙疼：陈醋120毫升，花椒6克，水煎，去椒含漱。④生冷水菜果实成积食者：生姜捣烂，和米醋调食用。⑤诸肿毒：醋调大黄末涂。

【实用药膳】

生姜米醋炖木瓜

原料：木瓜500克，生姜50克，米醋500毫升。

制法：将上几味同置瓦锅内，文火炖熟。

用法：分次服食。

功效：益气养血，解郁通乳，解毒。

适用：产后缺乳、病后体弱、食鱼虾过敏等。

米醋红茶

原料：米醋适量，红茶5克。

制法：取醋待用，以沸水冲泡茶叶，将醋溶入茶水中服用。

用法：每日2次，每次1杯。

功效：和胃降逆，杀菌止吐。

适用：呕吐不止。

米醋煮海带

原料：鲜海带120克（干者60克），米醋适量。

制法：将海带清洗干净，加米醋和适量水，煮熟即可。

用法：温热食用。

功效：软坚，利水，消肿。

适用：脚气病、水肿、颈淋巴腺结核、单纯性甲状腺肿等疾患。

酒

（《别录中品》）

【释名】时珍曰：按《许氏说文》载：酒，就也。所以就人之善恶也。一说，酒字篆文，象酒在中之状。

米酒

【气味】苦、甘、辛，大热，有毒。

【主治】行药势，杀百邪恶毒气（《别录》）。通血脉，厚肠胃，润皮肤，散湿气，消忧发怒，宣言畅意（藏器）。解马肉、桐油毒，丹石发动诸病，热饮之甚良（时珍）。

东阳酒

【气味】甘、辛，无毒。

【主治】用制诸药良。

【附方】

惊怖卒死：温酒灌之即醒。

鬼击诸病：卒然着人，如刀刺状，胸胁腹内切痛，不可抑按，或吐血、鼻血、下血，一名鬼排。以醇酒吹两鼻内，良。（《肘后方》）

马气入疮：皆致肿痛烦热，入腹则杀人。多饮醇酒，至醉即愈，妙。（《肘后方》）

三十年耳聋：酒三升，渍牡荆子一升，七日去滓，任性饮之。（《千金方》）

下部痔疮：掘地作小坑，烧赤，以酒沃之，纳吴茱萸在内坐之。不过三度良。（《外台秘要》）

【别名】酌、酤、醑、杜康、醍醐、壶觞、壶中物。

【来源】本品为高粱、大麦、米、甘薯、玉米、葡萄等为原料酿制而成的饮料。

【性味归经】辛、甘，温。归心、肝、肺、胃经。

【功效主治】活血通脉，温中祛寒，宣导药势。主治痹证，经脉不利，肢体疼痛，拘挛；胸痹，胸阳不宣，胸部隐痛，或胸痛彻背；血瘀或阴寒内盛的病证；劳累后体倦神疲，肢体酸痛。

【用法用量】直接饮用，和药同煎或兑服，送服某些丸、散等。适量。

【使用禁忌】湿热或痰湿蕴结、失血、阴虚、痔疮病人忌服度数较高的酒。神经或精神病、高血压、动脉硬化、胰腺炎、肝炎、肝硬变以及肺结核等患者也忌饮酒。

【精选验方】①妇人遍身风疮作痒：蜂蜜少许，和酒服之。②冷气心痛：烧酒入飞盐饮。③阴毒腹痛：烧酒温饮。④霍乱转筋而肢冷者：烧酒摩患处。⑤寒湿泄泻，小便清者：头烧酒饮之。⑥寒痰咳嗽：烧酒四两，猪脂、蜜、香油、茶末各120克。同浸酒内，煮成一处。每日挑食，以茶下。⑦风虫牙痛：烧酒浸花椒，频频漱之。⑧蛇咬疮：暖酒淋洗疮上，每日3次。

【实用药膳】

鲜橙汁冲米酒

原料：米酒15毫升，鲜橙汁100毫升。

制法：将米酒冲入鲜橙汁内搅匀。

用法：每日1次。

功效：行气止痛。

适用：妇女急性乳腺炎早期，症状特征为妇女哺乳期乳汁排出不畅、乳房红肿、结硬疼痛等。

刺梨滋补酒

原料：刺梨500克，糯米酒1 000毫升。

制法：将刺梨洗净，晾干，捣烂后放入洁净纱布中，绞取汁。将刺梨汁放入容器中，冲入糯米酒，搅匀即成。

用法：每日2次，每次10～20毫升。

功效：健脾消食，滋补强身，抗衰老。

适宜：身体虚弱及消化不良、食积饱胀等。

米酒炖蚌肉

原料：蚌肉150克，米酒50克，素油、姜汁、盐各适量。

制法：首先把洗净的蚌肉切成块。把锅放在火上，然后放入适量的素油。等油热时，放入蚌肉煸炒，再加入米酒、姜汁和适量的清水。用大火烧沸后，再用小火慢炖至蚌肉熟烂，加入盐调味即可。

用法：佐餐食用。

功效：滋阴补虚，和血除湿。

适用：妇女体虚引起的白带过多、月经过多等。

米酒炒海虾

原料：鲜对虾400克，米酒250毫升，菜籽油、盐、葱、生姜各适量。

制法：首先把洗净的对虾去壳，取仁；然后放入米酒中浸泡10分钟。再将菜油倒入热油锅中烧热，然后放入葱丁爆锅。再将对虾倒入锅中，放入盐、姜丝，连续翻炒至熟即可。

用法：佐餐食用。

功效：补肾壮阳，强筋健骨。

适用：肾阳虚衰所致腰痛、筋骨疼痛或中风偏枯、滑精、阳痿不举、举而不坚等。

灵芝人参酒

原料：灵芝80克，人参40克，冰糖800克，白酒2 500毫升。

制法：将灵芝、人参洗净，切薄片，与冰糖共放入酒坛，倒入白酒，加盖密封坛口，每日摇荡1～2次，浸泡15日后即成。

用法：每日2次，每次15～20毫升。饮酒时忌食萝卜。

功效：益肺气，利口鼻，强志壮胆。

适用：肺痨久咳、痰多、肺虚气喘及消化不良、失眠等。

瓜蒌酒

原料：瓜蒌12克，白酒适量。

制法：将上两味以文火煎。

用法：每日2次，每次15毫升。

功效：通阳散结，行气祛痰。

适用：咳喘气短。

桂花灵芝酒

原料：桂花45克，灵芝25克，米酒1 000毫升。

制法：将上药加工捣碎，浸于米酒中，入坛加盖封严，置于阴凉处。每日摇晃1次，7日后过滤即可饮用。

用法：每日2次，每次25毫升。

功效：益肝肾，补心脾。

适用：体虚或神经衰弱、失眠、肝脾肾虚所致的遗精、尿频、白带增多等，可长期服用。

葡萄酒

（《纲目》）

【释名】 时珍曰：按刘熙释名云，豉，嗜也。调和五味，可甘嗜也。许慎《说文》谓豉为配盐幽菽者，乃咸豉也。

酿酒

【气味】 甘、辛，热，微毒。

【主治】 暖腰肾，驻颜色，耐寒（时珍）。

【性味归经】 甘、酸，平。归肝、脾、肾经。

【功效主治】 滋阴生津，补益气血，通淋利尿。主治肝肾阴液亏虚所致的心悸心烦、口渴盗汗、干咳痨嗽、腰腿酸软、筋骨无力；气血亏虚所致的气短神疲、头晕乏力、贫血；脾虚气弱所致的肢体浮肿、小便不利等。

【使用禁忌】 葡萄含糖量高，便秘者不宜多食；外感有表证者慎食。

【实用药膳】

大枣葡萄酒

原料：大枣20克，葡萄酒不拘量。

制法：将大枣洗净放葡萄酒中浸泡7日。

用法：常饮服1～2盅。

功效：健脑。

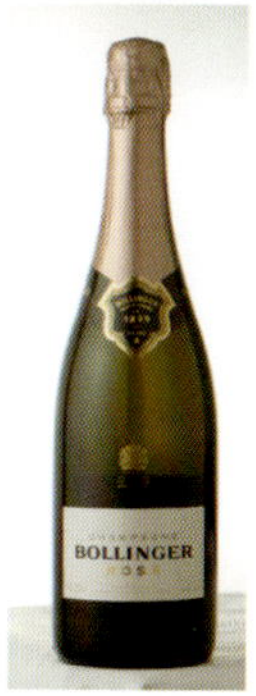

适用：脑贫血、头昏心悸。

洋参葡萄酒

原料：西洋参50克，葡萄酒不拘量。

制法：西洋参泡酒7日即可。

用法：每日2～3次，每次10～15毫升。

功效：活血补血。

适用：血小板减少或粒细胞减少。

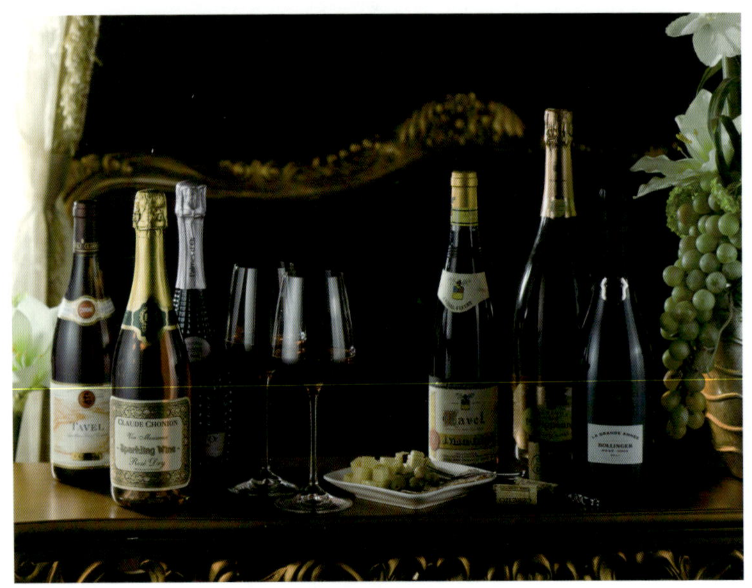